DE L'EXERCICE

DE LA

MÉDECINE VÉTÉRINAIRE.

DE L'EXERCICE

DE LA

MÉDECINE VÉTÉRINAIRE.

NÉCESSITÉ D'UNE LOI

POUR ARRÊTER

LES PROGRÈS TOUJOURS CROISSANTS DU CHARLATANISME

DANS L'INTÉRÊT DE L'AGRICULTURE ET DE L'HYGIÈNE PUBLIQUE.

Par M. J. GARREAU,

PRÉSIDENT DE LA SOCIÉTÉ DE MÉDECINE VÉTÉRINAIRE D'EURE-ET-LOIR,
MEMBRE TITULAIRE DE LA SOCIÉTÉ IMPÉRIALE ET CENTRALE DE MÉDECINE VÉTÉRINAIRE,
MEMBRE ÉLU DU BUREAU D'ADMINISTRATION DU COMICE AGRICOLE
DE L'ARRONDISSEMENT DE DREUX, ETC., ETC.

Les progrès de l'agriculture doivent être un des objets de notre constante sollicitude, car de son amélioration ou de son déclin datent la prospérité ou la décadence des empires. (NAPOLÉON III.)

PARIS

TYPOGRAPHIE DE RENOU ET MAULDE,

RUE DE RIVOLI, N° 144.

1860

AUX VÉTÉRINAIRES DE FRANCE,

TÉMOIGNAGE DE CONFRATERNITÉ.

AUX AMIS DE LA SCIENCE ET DU PROGRÈS.

A MON SAVANT COMPATRIOTE

M. EDMOND LESCARBAULT,

DOCTEUR-MÉDECIN A ORGÈRES, CHEVALIER DE L'ORDRE IMPÉRIAL DE LA LÉGION D'HONNEUR.

En vous dédiant ce travail, je remplis un devoir bien doux à mon cœur : celui de la reconnaissance. Recevez-le, cher docteur, comme un faible gage de mon admiration et comme un dédommagement de ce qu'il vous en a coûté un jour pour la cause que je viens défendre.

J. GARREAU.

Février 1860.

DE L'EXERCICE

DE LA

MÉDECINE VÉTÉRINAIRE.

DISCOURS

PRONONCÉ

DANS LA SÉANCE ORDINAIRE DU 9 FÉVRIER 1860

DE LA

SOCIÉTÉ IMPÉRIALE ET CENTRALE DE MÉDECINE VÉTÉRINAIRE.

MESSIEURS,

Retenu par un malheur de famille pour lequel je n'oublierai jamais la haute marque d'intérêt et de sympathie que j'ai reçue de vous, je n'ai pu prendre part à la discussion qui a suivi la lecture du rapport de M. Leblanc sur l'exercice de la médecine vétérinaire. Aujourd'hui qu'elle a passé sous mes yeux et que je l'ai lue avec la sérieuse attention que méritent tous vos travaux, je ne puis me dispenser de venir vous demander la parole, non pour revenir sur cette discussion, mais bien pour vous faire part des réflexions que m'a suggérées la triste conversion de M. Gilis aux idées de notre collègue Sanson, et arriver ensuite à formuler une proposition tendant à couronner la décision prise par la Société pour satisfaire aux vœux légitimes de tous les praticiens.

Ce n'est pas sans quelque surprise que nous avons vu placer dans la discussion (séance du 13 octobre dernier) une correspondance où un confrère, après avoir fait un appel dans le but d'obtenir une loi réglementant l'exercice de notre profession, en fut tout à coup détourné par une voix qui lui dit : *Frère, où allez-vous?* Et sans avoir eu le temps de se reconnaître pour demander : *Qui êtes-vous? au nom de qui parlez-vous?* il entendit la même voix lui dire : *Liberté illimitée! plus de privilèges! pas de monopoles!* Entrez dans la voie que je m'efforce d'ouvrir aux vétérinaires en m'adressant quelques *bons* articles de pratique agricole. Et le vétérinaire de Molières (Tarn-et-Garonne), frappé d'une lumière subite, comme saint Paul sur le chemin de Damas, confus et honteux d'avoir fait fausse route, rebroussa chemin pour rédiger un petit article sur la folle avoine, etc.

Certes, si M. Gilis avait été convaincu, comme nous, de la bonté de notre cause; s'il avait connu la position qui est réservée aux vétérinaires de par la logique de M. Sanson, il se serait bien gardé d'abandonner son judicieux appel aux vétérinaires de France et encore moins de se convertir aux arguments de M. Sanson. Aussi, fier de ce succès inattendu, notre collègue s'est-il empressé d'en informer la Société, qui passa outre sans y faire attention. Il était naturel d'espérer, en présence d'un nouveau converti, qu'on trouverait dans le fragment communiqué des arguments inédits, quelques faits ignorés. Il n'en est rien; M. Sanson répète avec sa lucidité habituelle : « Faites de *bons* articles de pratique agricole et lisez *les Missionnaires.* »

Tous ceux qui sont, comme nous, tous les jours aux prises avec les difficultés de la pratique; tous ceux qui ont vu, comme nous, les charlatans à l'œuvre, connaissent le crédit dont ils jouissent, même auprès de certaines personnes dont l'instruction devrait leur faire comprendre que ces sortes de gens sont loin de le mériter, et savent le cas qu'on doit faire des conseils que nous donne bien gratuitement notre adversaire, lorsqu'il dit : « Travaillez, faites de bons mémoires; comptez sur vous-mêmes et non sur une loi pour exterminer l'hydre de l'empirisme. »

Mais, répondrons-nous à M. Sanson, ne nous avez-vous pas dit sous toutes les formes que le cultivateur ne lisait pas, qu'il ignorait même s'il existait des journaux comme *la Culture* et un enseignement agricole, et que, si ces belles choses parvenaient jusqu'à lui, il y avait quatre-vingt-dix chances sur cent pour qu'il ne sache les lire ni les comprendre? Mais si ce moyen est si simple, comment se fait-il que lui, M. Sanson, qui est un vétérinaire de talent, qui a fait beaucoup de mémoires, trop peut-être, n'ait pas exterminé l'empirisme pendant ses quelques années de pratique?

Pourquoi cette contradiction avec lui-même? C'est parce que ses arguments sont entachés d'impossibilité pratique; c'est parce qu'ici, comme dans son livre des *Missionnaires du progrès agricole*, il est en contradiction avec les faits, comme le sont tous les auteurs qui, oubliant le lendemain ce qu'ils ont dit et fait la veille, veulent, tout en partant d'un principe faux, arriver à une conclusion juste; c'est enfin parce que M. Sanson ne veut pas voir dans le succès du charlatanisme cet amour du merveilleux qui tient toujours l'ignorance sous le charme devant lequel le savoir succombe.

Mais, nous dira-t-on, pourquoi parler d'un livre oublié et venir, par vos réflexions, lui donner une valeur qu'il n'a pas?

Erreur, Messieurs; si oublié que soit un livre, il ne faut pas perdre de vue qu'il est toujours utile, lorsque son auteur se pose comme modèle à suivre, et surtout lorsqu'il appartient à une Société comme la vôtre, de ne pas laisser sans protestation les erreurs ou les sophismes qu'il tente d'accréditer sous toutes les formes. C'est à ce devoir que nous obéissons en venant dire ici à tous ceux de nos confrères qui ne connaissent pas l'œuvre de M. Sanson la brillante position sociale qui attend ceux qui seraient disposés à considérer votre silence sur la conversion de M. Gilis, (j'ajouterai : et de M. Reboul, de Coursan (1), comme une approbation, en vertu de cet adage : *Qui ne dit mot consent*.

Toute discussion aboutit nécessairement à d'utiles conclusions lorsqu'on discute des deux parts avec une égale bonne foi et avec un désir sincère de s'éclairer; mais quand on est si divisé, quand nos opinions sont si diamétralement opposées à celles de notre adversaire, comme on pourrait discuter longtemps de part et d'autre en pure perte, nous ne parlerons de son livre qu'en ce qui touche la fonction qui nous est réservée de par son projet d'organisation économique de la vétérinaire.

Disons d'abord que M. Sanson, en dédiant son livre des *Missionnaires* à l'éminent publiciste M. E. de Girardin, en fait connaître de suite l'esprit et le fond. Ennemi déclaré des réformes partielles, il fait table rase du passé, ainsi que du présent, aussi bien dans ce qui touche à l'enseignement, dont nous n'avons pas à nous occuper, que dans ce qui se rapporte à la profession. Il trouve tout à refaire en vétérinaire, et, du fond de son cabinet, il ne voit les hommes et les choses que d'après la marche tracée, au XVIIe siècle, par le célèbre philosophe Bacon, son auteur favori. Emporté par la force de ses convictions et armé de sa plume baconienne, rien n'échappe à ses coups. Pardon, Messieurs, je me trompe : deux hommes haut placés par leur savoir et leur position sont épargnés, et M. Sanson, qui parle de *logique* à tout propos, en fait preuve surtout en cette circonstance ; car l'un de ces hommes est M. Loiset, ex-représentant du peuple, qui, de son vivant, était fabricant d'empiriques, et l'autre, je regrette de le dire, c'est mon honorable maître M. Yvart, qui ne croit pas à la nécessité d'une *protection légale* pour la vétérinaire.

Voyons donc, avant d'aller plus loin, comment M. Sanson, qui se dit dévoué au progrès agricole, entend la marche de ce progrès pour remplacer tout ce qui existe et arriver à donner à ses confrères cette position que M. Cunin-Gridaine, ministre de l'agriculture en 1844, et l'honorable secrétaire général M. Camille Paganel, en 1848, ont tracée d'une manière si nette aux jeunes vétérinaires de ces deux époques :

« La *marche* la plus sûre et la plus *rationnelle* du progrès, celle qui n'est « sujette à aucun mouvement de recul et qui, pour *aller* peut-être plus

---

(1) *Rapport sur le bistournage du cheval*, présenté par M. Sanson dans la séance du 12 janvier 1860.

« lentement en apparence, n'en *arrive pas moins vite*, est celle qui *repose* « sur les perfectionnements spéciaux apportés à chacune des fonctions so- « ciales avec l'aide de la science (1). »

Maintenant que nous savons que la marche la plus sûre du progrès est une *marche qui va, arrive et repose*, voyons où son repos nous conduira.

A tous maux il y a remède : il s'agit de le connaître ; et M. Sanson en possède un contre celui dont nous nous plaignons. Le voici :

« Les conseils municipaux (2), spécialement chargés de la bonne en- « tente des intérêts collectifs de la commune et directement délégués à cet « effet par leurs concitoyens, doivent donc voir s'élargir un peu le cercle « de leurs attributions. Il faut, de même qu'ils sont chargés de choisir un « instituteur (j'ajouterai : et un garde champêtre), il faut qu'il leur soit en- « joint de choisir un vétérinaire pour l'enseignement agricole, l'améliora- « tion et la conservation des animaux domestiques, avec cette différence « cependant qu'au lieu de voter à ce dernier un traitement fixe pris sur les « contributions de tous les membres de la commune, ce traitement doit être « subordonné au nombre des animaux et payé par les seuls possesseurs de « ces derniers au prorata du nombre qu'ils en possèdent ; c'est-à-dire que « le maire, assisté du conseil municipal, *choisira parmi les vétérinaires qui* « *se présenteront aux suffrages de ce conseil* celui qui aura obtenu la majorité « des voix, après avoir débattu avec tous le taux de la cotisation indivi- « duelle et par tête de bétail. Le vétérinaire choisi devra dès lors, aux con- « ditions stipulées, remplir dans la commune la fonction que nous lui avons « tracée. Le choix ne sera valable que pour un an. Au mois de mai de « chaque année, époque de session ordinaire, une nouvelle élection aura « lieu, en sorte que le conseil pourra continuer sa confiance au vétérinaire « précédemment choisi par lui ou la lui retirer, selon que ce dernier aura « ou non accompli sa mission au contentement du plus grand nombre. »

Telle est, dans toute sa simplicité, la haute position sociale qui est assignée aux vétérinaires praticiens de par l'organisation économique de la vétéri- naire (3). Aveugle et insensé celui qui ne s'y convertirait pas à la manière de notre confrère Gilis !

Après avoir dit sous différentes formes qu'on ne se ferait pas une juste idée de l'ignorance du paysan français si l'on n'avait observé la campagne, où tout vient se briser contre la routine, il y a lieu de s'étonner qu'un homme aussi éclairé, et à qui je ne ferai pas l'injure de croire qu'il ignore par qui sont composés les conseils municipaux des communes rurales, ait pu en-

---

(1) *Les Missionnaires*, p. 11.
(2) *Les Missionnaires*, p. 140 et 141.
(3) *Les Missionnaires*, p. 140 et 141.

fauter un projet où le vétérinaire serait à la merci d'un maire et de son conseil, ni plus ni moins qu'un garde champêtre.

Si nous supposons pour un instant la mise en pratique de ce système, comment, par exemple, celui qui sera appelé à exercer dans quinze ou vingt communes fera-t-il pour ne pas mériter, d'un conseil ou de plusieurs, le reproche de négligence, surtout s'il lui plaît, comme à moi, de venir, comme aujourd'hui, consacrer une journée pour prendre part à vos travaux? Ne serait-ce pas là pour le praticien des campagnes un condamnation aux travaux forcés? Mais quel serait donc le vétérinaire instruit qui voudrait accepter une telle position où, pour rémunération de ses services, il serait tous les ans exposé à perdre une commune pour le motif le plus futile, comme celui de n'avoir pas dit bonjour à M. le maire ou à M. le curé? Encore est-il équitable, est-il juste, est-il moral même d'imposer tous les habitants possesseurs d'animaux de par la volonté d'un maire et de son conseil, et les obliger, par cette mesure, à se servir de tel vétérinaire de préférence à un autre qui aurait sa confiance? Le plus simple bon sens, la logique la plus élémentaire, ne suffisent-ils pas pour en faire justice? N'est-ce pas là une de ces contradictions choquantes de la part de celui qui professe un amour exagéré pour la liberté individuelle de venir demander, pour un maire de village, un pouvoir que nous voudrions voir donner de par la loi ou par un décret rendu de par la volonté souveraine? Car, n'en déplaise à notre honorable adversaire, mieux vaut cent fois, mille fois la volonté d'en haut que la volonté d'en bas. D'accord, me direz-vous; mais, par ce projet, il y a cette différence que l'empirisme se trouvera entravé sans recourir à la répression. Ah! nous voilà donc arrivés à ce grand mot qui effraye tant pour ceux qu'on veut bien appeler des vétérinaires non brevetés et que nous avons l'infamie d'appeler des charlatans et des empiriques!

L'observation attentive des faits démontre de la manière la plus évidente que les contraventions, les crimes et les délits seraient de beaucoup plus nombreux sans les pénalités infligées par les lois. Tel n'est pas l'avis de M. Sanson. « Partout, dit-il (1), se rencontrent la défense et la pénalité « sous prétexte de prévention. Que voyons-nous cependant? Les délits et « contraventions vont-ils en diminuant? Les tribunaux et les gendarmes, « voire même les soldats, deviennent-ils de moins en moins occupés à « mesure que notre arsenal de lois répressives enrichit sa collection? Les « comptes-rendus de l'administration de la justice, publiés chaque année, « affirment le contraire. Cela ne prouvet-il pas suffisamment l'impuissance « du système? Et n'a-t-on pas remarqué, au contraire, que certains crimes

(1) *Les Missionnaires*, Examen des réformes proposées, p. 107.

« qui entraînent la peine capitale sont devenus moins communs depuis « qu'on a rendu la loi moins sévère à cet égard en accordant à l'accusé « le bénéfice des circonstances atténuantes? » Preuve évidente pour M. Sanson que la répression ne *réprime point du tout.*

D'où il faut conclure, pour diminuer le nombre des crimes et délits, qu'il faut laisser à chacun sa liberté d'action et supprimer d'un seul trait toutes les lois répressives, toutes les mesures sanitaires auxquelles les vétérinaires doivent le plus puissant moyen d'entraver les maladies épizootiques et contagieuses. Dieu nous en garde! Et voilà ce qu'on nous présente comme étant la condamnation radicale des mesures que nous sollicitons contre l'empirisme!

Nous ne pouvons pas, sans dépasser les limites que nous nous sommes tracées, reprendre une à une les argumentations de l'écrivain réformateur; nous n'en avons ni le temps ni le désir. L'aurions-nous que nous ne le ferions pas, dans la crainte d'abuser trop longuement de l'attention que la Société veut bien nous accorder, et peut-être aussi parce que nous n'avons pas l'espérance d'arriver à modifier les convictions et les idées de M. Sanson. D'ailleurs, ce que nous en avons dit n'est-il pas suffisant pour faire apprécier son opinion? Quant aux autres arguments, comme ils ne sont que secondaires et que nous les avons combattus ailleurs, il nous suffira de les exposer très-sommairement pour en faire apprécier la valeur. C'est d'abord une grande erreur de croire et de faire croire au public qu'une loi sur l'exercice de la vétérinaire priverait la société des services rendus par les empiriques; car, pour que ceci fût vrai, il faudrait admettre l'impossible, à savoir : que l'homme qui ignore la structure des organes, la physiologie, les propriétés des médicaments, l'hygiène, est aussi apte à traiter les maladies que celui qui les a étudiées et les connaît.

On induit également le public en erreur quand on lui fait croire que le mal dont nous nous plaignons a sa raison d'être dans la gêne de l'agriculture, qui n'est pas prodigue et pour qui le vétérinaire est un luxe. « On « va au plus près, ajoute M. Sanson, et cela coûte moins cher. Mettez-vous « à la portée de la bourse du cultivateur, et vous serez préféré. » Erreur, car, indépendamment de ce que l'ignorance du charlatan est alarmiste pour des riens, ce qui fait doubler ses visites, il y a dans la préférence qui lui est accordée sur nous une cause qui est autre que la gêne du cultivateur : c'est cet amour du merveilleux que chacun porte en soi et dont nous avons déjà parlé.

Enfin, non-seulement on se trompe, mais on nous calomnie, quand on accuse nos démarches pour obtenir une répression contre l'exercice illégal de la vétérinaire de n'avoir pour motif que le sentiment de conservation professionnelle, qu'un intérêt personnel. Non, nous le disons la main sur le cœur, ce n'est pas un sentiment d'égoïsme qui nous fait agir ici : nos efforts ont un autre but. Nous cherchons la récompense due aux professions utiles; nous cherchons à faire luire la vérité sur nous : il y va de notre salut. Quiconque ne comprend pas ainsi nos instances n'est pas plus dans la vérité que M. Sanson, lorsque, dans une lettre destinée à un journal d'agriculture très-répandu, il dit que, parmi les zélés défenseurs de la loi, il n'en est aucun qui pratique dans l'agriculture, c'est-à-dire à la campagne; qu'il y a parmi les vétérinaires des *ganaches* (où est le troupeau qui n'a pas sa brebis galeuse?), etc. On n'en finirait pas, Messieurs, s'il fallait rapporter toutes les gentillesses de notre collègue à l'adresse des vétérinaires.

« La force, grande ou petite, que Dieu nous a départie, a dit M. Jules « Simon dans un livre (1), que M. Sanson ferait bien de consulter, est un « don vraiment divin; nous ne devons ni le laisser périr, ni le profaner à « d'indignes usages. »

C'est pour obéir à ces paroles que je viens exprimer toute ma pensée sur son livre (2) dont la lecture, loin d'ébranler ma conviction, n'a fait que m'engager à persévérer dans le chemin que je suis après les autres, et où, à défaut de talent, mon courage ne fera jamais défaut. Si M. Sanson, au lieu d'aller puiser ses inspirations dans les œuvres d'un philosophe qui a dit dans son testament « qu'il laissait son nom et sa mémoire aux étrangers, parce que ses concitoyens ne pouvaient le connaître », avait consulté celui qui nous dit : « Heureux l'homme qui peut regarder sa vie passée et se rendre le témoignage qu'il a toujours été du parti de la justice, même au détriment de ses intérêts! » il n'aurait pas reproduit dans sa réponse à M. Aubry (3) ce passage des *Missionnaires* où il dit : « Ce n'est pas la cause « des vétérinaires que je viens plaider. J'ai pris sur moi de leur dire à « tous de trop dures vérités pour compter qu'ils m'accompagneront, même « dans la voie que j'ai suivie, de leurs sympathies. » Hélas! il est cependant des moments dans la vie où l'homme est heureux de les trouver sur son chemin!... Mais restons-en là pour chercher à faire apprécier la valeur des prétendus services à bon marché de ceux pour lesquels M. Sanson proteste de ses bons sentiments.

Pour donner aux faits que je rapporterai une plus grande authenticité, je vais de suite démontrer qu'ils appartiennent à des empiriques influents par leur position et par leur réputation comme guérisseurs de maladies incurables, telles que la morve, etc. Voici l'affiche que publiait naguère

(1) *Le Devoir*, par M. Jules Simon, p. 466.

(2) *Les Missionnaires du progrès agricole.*

(3) *Recueil*, janvier 1860, p. 55.

un nommé Besseteaux, et sur laquelle j'appelle toute votre attention, parce qu'il y a nécessité de vous la faire bien connaître, afin de mieux faire ressortir l'urgence d'une répression légale contre l'exercice illégal de notre profession.

« *Thérapeutique vétérinaire d'Orgères.*

« Nous n'avons jamais répondu aux attaques qui, dans ces derniers « temps surtout, ont été dirigées contre nous avec tant d'acharnement; « nous n'avons jamais, usant de nos droits, publié le jugement qui frappait « l'auteur de ces méfaits; mais nous ne pouvons garder le silence quand, « dénaturant nos pensées et nos paroles, on tente de nous frapper par nos « propres armes. Quelques-uns de ces hommes dont nous nous dispense- « rons de qualifier les intentions et les moyens nous apprennent, par la « communication d'un acte authentique, injurieux et diffamatoire, qu'ils « cherchent avec une incroyable audace, en travestissant ces mots : *Thé- « rapeutique vétérinaire d'Orgères,* à accréditer dans le public que nous en- « tendons par ces paroles faire partie de la grande famille des médecins- « vétérinaires de France; que nous avons suivi les cours et subi les examens « des écoles vétérinaires; que nous sommes muni de diplôme de capacité; « qu'enfin nous avons reçu le baptême des grands docteurs de sciences.

« Nous repoussons ces allégations mensongères, qui n'ont pu être suggé- « rées que par les mauvaises passions.

« Il n'est jamais entré dans nos intentions, et encore moins dans nos « intérêts, de renier notre origine et venir, par un mensonge maladroit, « compromettre notre réputation et la prospérité de notre établissement. « Notre méthode curative (*sui generis*) n'a rien de commun avec l'ensei- « gnement des écoles vétérinaires, dont nous n'avons jamais ni suivi les « cours, ni admis ni pratiqué les doctrines.

« Notre établissement, fondé depuis plus d'un siècle, ne relève que de lui- « même; les chefs transmettent à leurs successeurs leurs connaissances, et « se gardent bien de conseiller la pratique de théories qu'ils respectent, « mais qu'ils ne peuvent admettre.

« Que tous ceux (et nous n'engageons personne) qui voudront s'adresser « à nous soient donc bien convaincus que leurs animaux seront soignés « par des moyens différents de ceux généralement indiqués par les profes- « seurs des écoles, et que ces mots : *Thérapeutique vétérinaire d'Orgères,* « signifient : *Traitement curatif des animaux par la méthode d'Orgères.*

« ADELMARD BESSETEAUX,
« Maréchal-expert patenté.

« Orgères, 18 août 1855. »

Cet homme s'occupe à Orgères et à Chartres du traitement des animaux malades, spécialement des chevaux que, dans un langage dissimulé à dessein par les ignorants comme par lui, on qualifie de *douteux* et de *morveux*. Selon le plus ou moins d'éloignement, ces animaux voyagent à petites journées, séjournent par cela même dans plusieurs écuries, qu'ils infectent s'ils sont réellement atteints d'une maladie contagieuse (1), et dans lesquelles ils contractent trop souvent cette maladie lorsqu'ils n'en avaient pas déjà le germe. Dans tous les cas, un remède, invariable comme l'est son prix, leur est administré par Besseteaux, qui reçoit *cinq francs* comptant! Maintenant, le seul cas où ce remède n'est pas donné, c'est lorsque le cheval est déclaré, à tort ou à raison, morveux; et comme tout se fait sans contrôle et que la confiance aveugle dont cet homme jouit ne raisonne pas, le cheval, morveux ou non, reste à sa disposition, après que le prix en a été débattu, lequel, d'après la déclaration que j'ai l'honneur de vous présenter, est de 4 fr. 60 c., et dont la simple lecture peut vous faire apprécier la nature des services rendus à si bon marché.

Inutile de dire que les vétérinaires ne prennent que 1 franc pour la consultation, et de 2 à 3 francs pour l'examen des chevaux achetés.

Voici cette déclaration, pour un fait sur lequel j'aurai l'occasion de revenir :

« Je soussigné, Étienne-François Pelletier, cultivateur à Moralieu, com-
« mune du Tremblay-le-Vicomte, certifie et atteste que M. Garreau a donné
« des soins à l'un de mes chevaux, lequel, de race percheronne, âgé de
« cinq ans, et acheté moyennant 680 francs, était atteint d'une maladie que
« M. Garreau m'a toujours déclaré être sans importance à chacune des
« visites faites par lui dans le cours d'un mois. Malgré cette garantie don-
« née par M. Garreau, qui a toute ma confiance, et obéissant aux conseils
« perfides de gens criant bien haut que mon cheval était morveux, que
« le *médecin* d'Orgères seul pouvait le guérir, je l'ai fait conduire à cet
« homme le samedi 2 août, et par mon fils, qui, en rentrant, me dit : « Le
« *médecin* d'Orgères ayant dit le cheval morveux, je le lui ai laissé contre
« 4 fr. 60 c. qu'il m'a donnés pour la peau. »

« Fait cejourd'hui 10 août 1856. *Signé* : PELLETIER. »

Cette attestation, Messieurs, doit vous faire comprendre quelle peut être l'influence de Besseteaux qui n'a pas son égal, dans toute l'Europe, et quelle est sa confiance en lui-même, ou, pour mieux dire, dans la sottise de ceux qui l'écoutent, puisqu'il n'a pas craint de publier un avis du genre de celui que je viens de faire passer sous vos yeux, où, avec l'abus d'un titre qu'il ne peut plus prendre, par suite de jugements rendus par les Tribunaux ci-

---

(1) Jamais l'empirisme ne peut être plus répréhensible alors qu'il s'agit non-seulement de l'intérêt pécuniaire de quelques individus, mais de la vie des personnes qui se trouvent en contact avec des animaux atteints de ces sortes de maladies.

vils de Chartres et de Châteaudun, lesquels portent, contrairement aux idées de M. Sanson : « Attendu qu'en prenant indûment le titre de *vétéri-« naire,* ou en répandant des annonces ou prospectus rédigés de manière *à « faire croire qu'il a été reçu vétérinaire,* B... a causé un dommage à ceux « qui sont légalement revêtus de ce titre, et qu'il doit réparation de ce dom-« mage... », il se prévaut de son ignorance des théories enseignées dans les écoles du gouvernement pour établir publiquement deux catégories de vétérinaires, comme le fait M. Sanson : l'une, non brevetée (et ce serait la sienne), qui possède ce que la foule ignorante appelle *un secret;* l'autre créée par les écoles vétérinaires, et qui ne pourrait, selon lui, que compromettre sa réputation et la prospérité de son établissement, s'il admettait ses théories dangereuses ou tout au moins mauvaises.

Un tel abus n'est-il pas répréhensible? Non, va nous dire M. Sanson. Eh bien! Messieurs, permettez-moi d'opposer à ce *non* le *oui* d'un savant bien placé pour apprécier la nature des services que rend ce trop fameux empirique. L'établissement d'Orgères a pour voisin un docteur médecin, dévoué à la science et à l'humanité, qui, craignant le danger d'un tel voisinage pour l'hygiène publique, crut devoir protester en faisant publier quelques faits arrivés à sa connaissance. Malheureusement notre chaleureux docteur, dans son amour pour le bien public, oublia que la vérité n'est pas toujours bonne à dire : aussi Besseteaux s'empressa-t-il d'en profiter pour le poursuivre en diffamation.

Quoi qu'il en soit, le docteur n'en fut pas moins condamné par le Tribunal d'Orléans à une amende à titre de dommages-intérêts envers Besseteaux, qui s'empressa d'en profiter pour crier à la persécution et faire le généreux en disant, dans l'annonce que vous avez sous les yeux : « Nous « n'avons jamais répondu aux attaques qui, dans ces derniers temps sur-« tout, ont été dirigées contre nous avec tant d'acharnement; nous n'avons « jamais, usant de nos droits, publié le jugement qui frappait l'auteur de « ces méfaits. » Nous allons faire connaître cet auteur.

En présence de ce charlatanisme de la plus dangereuse espèce, un vétérinaire, qui sans doute n'avait pas lu *les Missionnaires du progrès agricole,* crut devoir protester en faisant insérer dans le *Journal de Chartres* un article où il en appelait, à défaut de loi, au bon sens du public et à la jeune génération agricole. C'est à cette publication de notre confrère Tricou, vétérinaire à Sainville, que je dois l'honneur d'avoir reçu la lettre suivante, datée d'Orgères, le 26 octobre 1855.

« Monsieur et honoré collègue,

« Des circonstances que je voudrais et que je ne puis pas dire, ainsi que « je vous en ai déjà fait part, m'obligent pour un certain temps à ne pas

« assister aux réunions de l'association : ce sont des faits relatifs au procès « que j'ai perdu contre le sieur Adelmard Besseteaux, maréchal (peut-être « n'ayant pas même le droit d'ajouter le titre d'*expert*). Voudrez-vous bien « adresser mes sincères remercîments à M. Tricou, comme étant le premier « qui, dans le *Journal de Chartres* du 21 octobre courant, m'ait rendu un « commencement de justice contre le sieur A. B...?

« Je vous prie, Monsieur et honoré collègue, d'agréer, etc.

« *Signé :* Edmond Lescarbault,
« D. M. P. »

Eh bien! Messieurs, cette lettre est signée d'un nom qui, inconnu hier, retentit aujourd'hui dans toute la presse du monde savant; ce nom, Messieurs, est celui d'un homme qui, par décret en date du 25 janvier 1860, a été nommé chevalier de l'ordre impérial de la Légion d'honneur pour son beau succès astronomique : c'est M. le docteur Lescarbault, auquel tous les membres de la Société de médecine vétérinaire d'Eure-et-Loir ont rendu justice en poursuivant Besseteaux et en obtenant contre lui le jugement dont nous avons parlé plus haut.

Quand un homme découvre, à l'aide d'instruments imparfaits, une planète qui échappe aux instruments perfectionnés de l'Observatoire de Paris, on admettra sans peine qu'il lui était facile de découvrir le genre de services que la société doit attendre de l'empirique son voisin.

Nous avons là, Messieurs, le meilleur argument à opposer à ceux qui, n'ayant jamais rien découvert jusqu'à ce jour, proclament hautement les services rendus par l'empirisme pour se donner raison sur l'impuissance des mesures répressives contre l'exercice illégal de notre art. « Mais, nous dit-on, démontrez-nous que la répression, appliquée à l'empirisme vétérinaire, a des conditions d'efficacité qu'elle n'a pas, appliquée à l'empirisme médical! » Eh bien! Messieurs, ce sera là mon dernier mot en fait d'argumentation, et, pour y répondre, je dirai qu'en sollicitant une loi sur l'exercice de la médecine vétérinaire, je ne demande pas autre chose que le résultat qu'elle a produit moralement sur la médecine de l'homme, et ce résultat, le voici : c'est que la grande considération qui s'attache au titre de médecin ne date que de l'époque où la loi du 10 mars 1804 a été promulguée. Oui, c'est à partir de cette époque que la médecine humaine a pris le développement et l'essor auxquels nous la voyons arrivée aujourd'hui; oui, ne l'oublions pas, cette loi, en fixant l'attention publique et celle des corps constitués de toute la France, a fait plus que tout autre chose pour faire ressortir l'importance du corps médical et démontrer la nécessité de ne se servir que de médecins dans toutes les fonctions qui se rattachent à l'hygiène publique; et, quel que soit le point de vue où l'on se place, il est impossible de ne pas reconnaître que, dans les conditions où nous nous trouvons, il en résulte un préjudice réel à notre propre considération. Il ne suffit pas de dire qu'il n'est pas d'ignorance assez profonde qui puisse faire mettre sur la même ligne deux hommes dont tout atteste la différence; tout prouve, au contraire, que cette confusion existe partout, et la loi contre l'empirisme n'aurait-elle pour résultat que de nous l'éviter, ce serait assez pour que tout homme honnête et de cœur s'unît à nous pour appuyer la demande légitime que nous formulons depuis si longtemps afin d'obtenir ce que tous les gouvernements qui se sont succédé depuis quarante ans nous ont toujours promis : promesses qui ne se sont pas réalisées, il faut bien le dire, parce que la plupart des demandes ont eu une direction trop exclusive, au lieu d'être inspirées par le besoin général, par les intérêts de tous; parce qu'enfin, sous ces mots, que l'on trouve dans tous les projets présentés : *Nul ne pourra exercer la médecine vétérinaire s'il n'est muni d'un diplôme*, on n'a voulu voir qu'une défense impossible, comme celle d'empêcher un propriétaire de faire soigner son troupeau, atteint d'une maladie sans importance, par son berger; de saigner son cheval ou de le faire castrer par le premier venu, par un affranchisseur habile, comme dirait M. Sanson. Si c'est faire de la médecine vétérinaire que de traiter un mouton ayant le mal de pied, ou de saigner un cheval, il serait absurde de croire qu'en venant demander une répression contre les abus de l'empirisme nous aspirions à ce triste résultat. Non (et il faut bien se pénétrer de cette vérité, nous reconnaissons l'habileté acquise), nous n'avons pas plus cette prétention que le médecin n'a celle de se servir des armes que lui donne la loi pour sévir contre l'habileté reconnue d'un dentiste, pour empêcher Pierre ou Paul de se présenter chez le pharmacien, sans ordonnance, pour demander un looch pour sa femme, qui tousse, et de l'onguent pour sa fille, qui a mal au doigt, et qui, en rentrant chez lui, fait avaler l'onguent à la mère et panse le doigt de la fille avec le looch, lesquelles, malgré l'erreur, guérissent quand même. Ce que nous demandons, c'est une loi qui appelle l'attention des particuliers, comme celle de l'administration supérieure, sur les services que l'on doit attendre de la profession vétérinaire, afin de ne plus être assimilés aux empiriques, assimilation qui porte un si grand préjudice à nos intérêts les plus chers; ce que nous demandons, c'est la considération due aux professions utiles, et en l'absence de laquelle la vétérinaire succombe; ce que nous demandons, c'est de relever le moral de ceux qui, pour pouvoir vivre, sont obligés d'employer les armes du charlatanisme en abandonnant la science; ce que nous espérons d'une loi, c'est de faire consacrer le titre de *vétérinaire*, qui n'appartient qu'à ceux qui se sont soumis aux conditions d'études, d'examens et de rétribution fixées par d'autres lois ou règlements.

Si c'est aux vétérinaires de campagne qu'appartient l'honorable initiative de démontrer l'utilité, l'urgence, d'une bonne organisation rurale vétérinaire, nous allons chercher à donner une idée plus précise des résultats que l'on doit attendre d'une loi dont les avantages peuvent se résumer par ces mots : *justice, progrès, économie, sécurité*, en publiant ici le fruit d'une expérience de plus de vingt ans.

DE L'EXERCICE DE LA MÉDECINE VÉTÉRINAIRE DANS EURE-ET-LOIR.

I.

L'agriculture, tout le monde en est convaincu, est la base la plus solide des nations ; son progrès implique forcément tous les autres progrès, et personne ne contestera que l'axe sur lequel il tourne se trouve dans l'économie du bétail... Tel bétail, telle agriculture. C'est là une vérité qu'il est bon de rappeler pour bien fixer le but que nous nous proposons en rédigeant ce travail, pour lequel nous aurons souvent recours à un rapport présenté, l'année dernière, à la Société de médecine vétérinaire d'Eure-et-Loir.

Jusqu'à présent, les services rendus par les vétérinaires n'ont été considérés, par le plus grand nombre, que comme des services de pure conservation, c'est-à-dire ayant pour but de guérir les animaux. Il serait superflu de rappeler, à ce sujet, ces épizooties meurtrières qui désolèrent certaines provinces, et qui, par eux, cessèrent leurs ravages : ce n'est là qu'un côté de leur mission. Quand on songe aux matières qu'embrasse la science du vétérinaire ; quand on sait que là est la source des meilleures productions sur l'amélioration de nos races d'animaux domestiques ; quand on se présente les rapports qui, chaque jour, s'établissent entre les cultivateurs et les représentants de cette science modeste, qui est encore appelée à venir en aide à la société dans les contestations relatives au commerce des animaux domestiques, dans celles provenant de blessures faites par accident ou par méchanceté, et aussi dans les précautions à prendre ou à prescrire contre les maladies épizootiques et contagieuses, il est facile de comprendre, par ces nombreux points de contact avec l'industrie agricole, l'importance de son rôle dans la société.

En présence de cette solidarité intime et de cette utilité reconnue, au point de vue de nos besoins économiques, de l'agriculture, du commerce, de la remonte de l'armée, etc., pourquoi la déconsidération croissante de notre utile profession? Pourquoi ce cri d'alarme que faisait entendre naguère l'honorable directeur d'Alfort, M. Renault: *La vétérinaire languit et se meurt?* Parce qu'à côté du vétérinaire digne, honorable, dont la capacité est constatée par un titre sérieux et officiel, il y a le charlatan, qui peut impunément s'attribuer son rôle et se parer de son titre.

N'avons-nous pas vu récemment, devant le Tribunal civil de Châteaudun (Eure-et-Loir), un avocat célèbre, aujourd'hui préfet, descendre la statue de Bourgelat de son piédestal pour la salir par d'humiliantes comparaisons? N'entend-on pas dire tous les jours, pour désigner l'empirique le plus ignare et le plus méprisable : « Voilà un vétérinaire? »

Bien que les différents gouvernements qui se sont succédé depuis plus de trente ans aient promis chaque année, dans de solennelles réunions, par l'organe du ministre de l'agriculture ou de son délégué, aux jeunes générations qui embrassent cette profession, que la sympathie et la sollicitude de l'administration supérieure leur étaient acquises, et qu'ils aient nommé différentes commissions pour l'accomplissement d'une œuvre si impatiemment attendue, les discours et les années se sont succédé sans la plus petite apparence d'encouragement et de protection. Cet état de choses peut-il longtemps durer? Nul ne le sait; mais la vétérinaire, fière de son passé, jette vers l'avenir un regard d'espérance, confiante comme elle l'est dans la haute sollicitude de l'Empereur pour tous les intérêts du pays.

II.

Le gouvernement impérial, embrassant toutes les branches de la prospérité de l'Empire, permet d'espérer qu'il reprendra ce que ses prédécesseurs ont abandonné, en laissant au temps à le faire réussir par des tentatives plus heureuses. En effet, n'est-ce pas à la sollicitude éclairée de Sa Majesté l'empereur Napoléon III que nos confrères de l'armée doivent leur position actuelle? N'est-ce pas à cette émancipation hiérarchique et professionnelle qu'il faut attribuer aujourd'hui cette diminution progressive de la mortalité sur les chevaux de l'armée, qui, d'après l'appréciation de M. Rauch, bien placé pour le savoir, est pour le moins de 20 pour 100 au-dessous des chiffres d'il y a quinze ans (1)?

Que serait-ce donc, en raisonnant par analogie, qu'une bonne organisation légale de l'exercice vétérinaire civil qui viendrait nous donner, avec la considération due à toutes les professions utiles, le moyen de faire l'applica-

(1) *Journal d'agriculture pratique*, 1852 et 1853. — Organisation de l'exercice de la médecine vétérinaire au profit de l'économie rurale.

tion des connaissances que nous avons puisées dans les Écoles entretenues par l'État? Quel est le vétérinaire qui, en recevant le diplôme délivré dans ces Écoles, n'a pas fait le rêve magnifique, le songe merveilleux, de devenir un homme utile et nécessaire à la société? Qui de nous, après avoir suivi les cours qui y sont enseignés, dirigé ses études et ses travaux sur des modèles tels que Bourgelat, Daubenton, Cuvier, Chabert, Desmarets, Dulong, Huzard, Dupuy, Girard, Tessier et de tant d'autres savants que je ne veux pas nommer, n'a pas cru posséder toutes les connaissances les plus indispensables pour être ou devenir tout à coup, et d'une manière honnête, l'homme indispensable à l'autorité? Qui de nous n'a pas trouvé dans la science vétérinaire cette puissance active et féconde de servir, à l'avantage de tous, l'agriculture, cette mère nourricière des États (Sully)? Qui de nous, en présence des progrès, des services rendus par la vétérinaire, ne s'est pas cru le plus capable, par son savoir spécial, de conduire à bonne fin l'amélioration de nos races d'animaux domestiques, de prévenir et guérir leurs maladies, s'il ne rencontrait partout et toujours, contre lui, cet ennemi du bien : le charlatanisme, c'est-à-dire la calomnie, le mensonge, l'erreur, l'ignorance, la vanité, les préjugés et la mauvaise foi? Qui de nous n'a pas gémi de se voir chaque jour confondu avec ce qu'il y a de plus ignare dans la société? Qui de nous, enfin, en présence de ce naufrage de l'esprit humain, n'a pas souvent regretté de ne pouvoir consoler bien des misères agricoles, apporter aux horreurs de l'ignorance la plus grossière les lueurs de la pure vérité, et cela sans fracas, sans but personnel, et seulement, suivant cette belle parole de Sénèque, dans l'intérêt du bien lui-même?

Voilà ce qui a inspiré notre honorable collègue, mon ami M. Moisant, lorsqu'il est venu, dans la séance ordinaire de 1858, entretenir la Société de médecine vétérinaire d'Eure-et-Loir de la position actuelle des vétérinaires en France, et soumettre sur ce point, sous forme de propositions, des idées depuis longtemps conçues dans son esprit : inspiration de tout cœur noble et généreux, dont le plus dur supplice est d'être continuellement dans l'impuissance de porter remède aux maux engendrés par l'ignorance.

III.

Frappé de la nécessité de s'occuper sérieusement de cette question, déjà portée à l'ordre du jour de la Société impériale et centrale de médecine vétérinaire, une commission, composée de MM. Boutet, Damoiseau et moi, a été nommée à l'effet de proposer, sous forme de conclusion, la marche que doit suivre la Société pour chercher à la résoudre. Chargé par la commission de rendre compte de la mission qui lui a été confiée, je vais avoir l'honneur ici de soumettre son opinion.

Comme il y avait urgence à répondre le plus promptement possible à une question pour laquelle maintes demandes ont déjà été adressées au gouvernement, la commission s'est réunie une première fois le 18 juillet 1858. A cette époque, le *Moniteur universel*, le journal le *Constitutionnel*, avaient publié divers articles d'après lesquels le Sénat s'occupait d'élaborer une loi ayant pour but de réglementer l'exercice vétérinaire ; cette loi, depuis si longtemps désirée, allait enfin voir le jour. En de telles conjonctures, la majorité de la commission crut devoir ajourner toute discussion, et c'est sans doute parce que seul je ne fus pas de cet avis qu'elle m'a choisi pour appeler de nouveau l'attention sur ce point.

Quoi qu'il en soit, en présence d'une question qui intéresse à un si haut degré l'avenir des Écoles vétérinaires comme celui de leurs élèves, l'appel qui nous a été fait, l'année dernière, par notre confrère de Châteaudun, n'en a que plus d'opportunité. Aussi la commission s'est-elle réunie de nouveau, afin de mettre la Société d'Eure-et-Loir en mesure d'agir le plus promptement possible. Avant d'aller plus loin, je crois devoir rappeler, en quelques mots, la discussion qui a suivi cette communication.

Après avoir dit que le législateur doit, dans l'intérêt public, réglementer l'exercice vétérinaire, et qu'il peut se trouver un jour un deuxième Marres parmi nous pour patroner de leur titre certains charlatans, M. Moisant est arrivé, en présence de cette lâcheté, à demander, comme garantie d'aptitude, l'obligation de subir de nouveaux examens, qui, s'ils n'étaient satisfaisants, pourraient entraîner la suspension du droit d'exercer, jusqu'à ce que les conditions qu'ils imposent eussent été remplies; et, comme garantie de moralité professionnelle, de rendre obligatoire pour tous les vétérinaires l'association par département, où une commission, érigée en jury, dans le cas de plaintes graves contre un de ses membres qui se serait rendu indigne, prononcerait différentes peines disciplinaires, dont la plus grave, la suspension du droit d'exercice, serait prononcée en assemblée générale.

C'est là une proposition qui montre le bon esprit qui anime notre très-cher confrère. Mais si les vétérinaires, après leur sortie de l'École, doivent, pour mériter la confiance et se rendre dignes du titre qui leur a été délivré, s'unir, travailler en corps, s'occuper de lectures scientifiques, qui ne laissent jamais d'amertume, et avoir toujours pour guide la confraternité, la probité, l'honneur et la moralité, la loi que nous demandons ne peut autoriser une semblable mesure. Comment, en effet, serait-il possible d'instituer dans les départements une commission devant laquelle un vétérinaire subirait de nouvelles épreuves, lorsqu'il a été reconnu en état d'exercer cette profession par les Écoles du gouvernement? En résumé, le titre de vétérinaire est inhérent par nature : une fois obtenu par le diplôme, on ne peut pas plus l'enlever à celui à qui il a été donné qu'on ne peut enlever son nom. S'il est des confrères qui ne pratiquent pas d'une manière digne et honorable la belle mission attribuée au vétérinaire, ce n'est qu'une très-rare exception. Aussi M. Moisant s'est-il empressé d'abandonner cette proposition en disant :

« Il y a intérêt certain et manifeste, pour le pays, que l'art vétérinaire se « conserve en France avec la prééminence dont il peut encore se faire « gloire; son amoindrissement serait préjudiciable aux intérêts agricoles, « si intimement liés à la prospérité de notre nation. Il ne peut se conserver « ainsi qu'à l'ombre d'une loi protectrice.

« Qu'elle doit être, alors, la marche à suivre pour s'entendre sur la for- « mule uniforme de leurs vœux et sur la manière de les présenter au gou- « vernement. »

Telle est la question que nous avons à résoudre, question délicate, difficile, épineuse même, et que M. Moisant aborde sans hésitation et avec sa franchise habituelle, en proposant la convocation d'un congrès vétérinaire où chaque département enverrait ses délégués pour, ensuite, présenter nos vœux et nos besoins dans l'intérêt général du pays.

Pendant longtemps nous avons cru qu'un congrès général était le moyen le plus certain de conduire à bonne fin, à une solution prompte, les questions d'intérêt général et professionnel ; mais l'expérience nous a désillusionné sur ce point. J'ai vu le congrès médical de 1845; j'ai été délégué, par suite d'une délibération prise par les membres du Comice agricole de l'arrondissement de Dreux, pour assister aux séances du congrès agricole; j'ai assisté et pris part à la discussion qui a précédé ou suivi la lecture du rapport présenté par M. Leblanc, en 1855, au sein de la Société impériale et centrale de médecine vétérinaire. Eh bien! malgré les efforts de chacun, malgré la bonne intention et le talent de quelques orateurs, qu'avons-nous vu surgir de ces sortes de congrès? Qu'avons-nous obtenu, sinon de rappeler à la mémoire ces trois mots fameux d'un ancien député d'Eure-et-Loir, M. Desmousseaux : Rien! rien! rien!

Est-ce à dire que nous n'avons rien à faire? Assurément, non; nous devons, au contraire, redoubler d'efforts pour obtenir la réalisation des promesses faites aux jeunes vétérinaires par différents ministres ou leurs délégués.

« Votre mission, disait M. Cunin-Gridaine en 1844, doit tendre à faire « progressivement disparaître les méthodes curatives arriérées et empi- « riques, qui n'ont encore que trop de crédit dans nos localités rurales; et « c'est dans ce but qu'il ne sera accordé d'indemnité pour pertes de bes- « tiaux qu'aux propriétaires qui auront fait soigner leurs animaux par des « vétérinaires. Un pas plus important reste à faire : c'est de compléter la « législation elle-même en ce qui concerne l'exercice de la médecine vé- « térinaire. »

« J'annonce avec satisfaction, disait à la distribution des diplômes d'Al-« fort, en 1846, un homme de bien justement regretté, M. Camille Paga-« nel, que la loi si importante qui doit régler l'exercice de la médecine « vétérinaire est en ce moment soumise aux délibérations du conseil d'État.»

Et dans son discours, en 1847 : « L'art vétérinaire a une noble origine, « et la mère-patrie ne le reniera pas. Vous avez été, depuis plusieurs années, « l'objet de sérieuses préoccupations du ministre ; il n'a pas tenu à lui que « des difficultés bien grandes n'aient été déjà aplanies et qu'une solution « satisfaisante n'ait encore été obtenue. Mais, soyez-en sûrs, sa persistance « égale sa sollicitude, et il arrivera au but. »

« Grâce à l'excellente direction de l'enseignement qui vous est donné « dans les Écoles, disait à son tour, en 1855, l'honorable chef de division de « l'agriculture, M. Monny de Mornay, vous avez compris que la médecine « ne réclame plus seule votre attention, et vous avez donné une large place, « dans vos études, à l'hygiène, à l'éducation et à l'entretien des animaux « domestiques. Initiés par vos études à toutes ces grandes questions, c'est « assez vous dire quelle est la grandeur de l'horizon qui s'ouvre devant la « science vétérinaire. »

Or, lorsque l'empirisme, que protége le silence de la loi, empêche partout les vétérinaires de remplir cette mission et d'envisager la grandeur de l'horizon qui s'ouvre devant eux, il y a lieu d'espérer, tôt ou tard, la réalisation de ces promesses en faveur d'une cause juste et respectable. Aussi y a-t-il unanimité parmi les vétérinaires pour proclamer la nécessité de mettre ordre à cette scandaleuse exploitation de la crédulité publique par une loi qui les protége contre tous les abus qui les déshonorent, et s'il y a encore quelques dissentiments, ce n'est que dans l'esprit de quelques rêveurs, qui, plutôt par orgueil qu'autrement, se font un piédestal de toutes leurs élucubrations, auxquelles ils renvoient le lecteur, comme si c'était un crime de lèse-science de ne pas connaître ce qu'ils présentent comme étant la condamnation radicale des mesures que nous sollicitons, en disant : « Qu'une « loi qui restreindrait la pratique de la médecine des animaux aux vétéri-« naires serait un privilége qui priverait, sans compensation, la société des « services rendus par l'empirisme ; que le malaise professionnel dont nous « nous plaignons est faussement attribué à l'empirisme, dont la raison « d'être est la gêne du cultivateur, dont les animaux sont souvent de trop « petite valeur pour avoir recours à des vétérinaires, etc., etc. »

La liberté illimitée étant l'expression de l'idéal de ceux qui se font les propagateurs de semblables arguments, qui ont déjà été combattus, il serait superflu de recommencer les preuves déjà faites. D'ailleurs, s'il ne suffit pas de dire : Cette chose est bonne, cette chose est possible. Nous allons chercher à prouver cette bonté, cette possibilité, en commençant par ce qui touche à la considération, question capitale qui domine toutes les autres, et qui peut être présentée en ces termes :

« Est-il prouvé que la concurrence des empiriques nuise à la considération des vétérinaires ? »

IV.

Ceux qui proclament hautement l'impossibilité d'appliquer la répression contre l'exercice illégal de notre art, disent qu'il n'est pas d'ignorance assez profonde qui puisse confondre le vétérinaire instruit avec le charlatan. Eh bien ! je le demande à tout homme de bonne foi, dans l'état actuel des choses, est-il possible, en présence de ces ignorants audacieux, que l'on croit savants parce qu'ils se disent l'être, que le public, dans son indolence à ne pas réfléchir pour découvrir la vérité, puisse établir la moindre comparaison pour ne pas le confondre même avec le vétérinaire le plus instruit, surtout lorsqu'on ne se décide à recourir à ses conseils qu'après avoir épuisé le savoir meurtrier de ces soi-disant maréchaux-experts, devins, sorciers ou guérisseurs ; que quand le malade est sur le point de mourir, ce qui arrive souvent par le fait seul que la maladie n'a pas été combattue rationnellement en temps voulu, ce que l'ignorance ébruite comme un insuccès dans le but de nous discréditer dans l'esprit de leurs dupes, en disant : *Que le vétérinaire, avec toute sa science, ne guérit pas mieux que l'empirique.*

« Avec cette liberté absolue laissée à tout le monde d'exercer la vétéri-
« naire, dit M. Renault, on comprend que là où les empiriques sont mul-
« tipliés, ils doivent longtemps encore faire obstacle à l'établissement des
« bons vétérinaires. En effet, outre qu'il répugne à un homme instruit
« d'entrer en concurrence avec de pareils hommes, la lutte entre eux n'est
« pas égale. Plus nombreux, puisqu'il s'en trouve souvent un ou deux par
« village, les empiriques sont plus souvent consultés. D'un autre côté, inha-
« bile à distinguer l'homme instruit du charlatan, plus porté, au contraire,
« à se laisser séduire par les cures merveilleuses que ceux-ci racontent ou
« qu'on leur prête, c'est d'abord à eux que s'adresse le crédule cultivateur.
« Et s'il se décide à faire venir ensuite le vétérinaire, ce n'est que quand,
« effrayé des progrès du mal, il commencera à douter de la puissance de
« l'empirique. Mais souvent alors il n'est plus temps ; la maladie qui, peut-
« être, était très-curable dans le principe, est maintenant au-dessus des
« ressources de l'art : l'animal meurt, et comme c'est entre les mains du
« vétérinaire, cette mort lui est imputée à faute, etc., etc., etc. »

Ces réflexions de l'honorable et savant directeur de l'École d'Alfort s'appliquent à toutes les maladies ; elles sont de tous les temps et de tous les pays. C'est là ce qui a fait dire à Chabert, Flandrin et Huzard, en 1791 :

« Les charlatans sont un fléau aussi désastreux dans la médecine vétéri-
« naire que dans la médecine humaine; ils renaissent partout de leurs « cendres; c'est surtout dans les cas de maladies épizootiques et conta- « gieuses qu'on les voit pulluler davantage, et souvent ils sont plus à re- « douter que la maladie elle-même. » C'est là, enfin, ce qui, envisagé au point de vue des atteintes qu'ils portent à notre considération, est souvent pour nous une source de déboires et de mortifications. Mais, en l'absence de toute loi protectrice, ce ne sont pas seulement les hommes ignorants et paresseux qui confondent le vétérinaire avec le premier venu: ce sont ceux qui, par leur instruction, leur position élevée, devraient nous en préserver.

Il suffit pour s'en convaincre de rappeler les faits suivants. Vous connaissez tous l'honorabilité et le savoir de M. Chasles, qui, pendant plusieurs années, a représenté comme député le département d'Eure-et-Loir. Eh bien! voilà ce qu'il disait à la Chambre des Députés, comme rapporteur, relativement à une pétition adressée à cette assemblée (*Moniteur* du lundi 26 décembre 1831):

« Le sieur Tardieu, médecin-vétérinaire, adresse un mémoire à la Chambre sur la situation des vétérinaires.

« L'auteur, après avoir démontré l'utilité de la médecine vétérinaire et tracé l'histoire de cet art chez les anciens et chez les modernes, déplore l'état précaire des élèves sortis de nos Écoles avec une instruction très-étendue.

« Dans les campagnes, dit-il, ils sont assimilés aux empiriques; ils ont à lutter contre des charlatans; ils se dégoûtent et renoncent à leur état. L'art vétérinaire reste aux mains des ignorants au détriment de l'agriculture, etc.

« Votre commission, dit M. Chasles, a considéré *que les abus signalés* par le pétitionnaire *ne sont que trop réels, et que la préférence donnée souvent aux empiriques cause le plus grand préjudice aux agriculteurs;* mais le seul moyen d'atténuer et de faire disparaître entièrement ces abus, c'est de propager l'instruction.

« A mesure que les habitants des campagnes s'éclaireront, ils apprendront à se défaire des charlatans; ils sauront discerner le vrai mérite et confieront le soin de leurs bestiaux aux vétérinaires les plus instruits. Il faut donc attendre du temps le remède au mal que signale la pétition. »

Les réflexions que me suggèrent cette conclusion de M. Chasles, formulée il y a bientôt trente ans, les voici : c'est qu'un pareil raisonnement peut s'appliquer tout aussi bien à ce qui est interdit par le Code pénal, et s'il nous faut attendre que l'instruction soit propagée, que les habitants des campagnes soient éclairés pour pouvoir faire l'application des principes puisés dans les Écoles du gouvernement, nous courrons grandement la chance de mourir un jour de faim; car lui, M. Chasles, qui est un homme éminemment éclairé, et qui possède une instruction bien supérieure à celle que n'auront jamais les populations rurales, est arrivé jusqu'en 1857 pour savoir qu'il ne suffisait pas d'exercer notre art pour être qualifié vétérinaire. Dans une réunion présidée par lui, pour nommer une commission à l'effet d'examiner les animaux amenés au concours du Comice agricole dont il est le président, il répondit à une objection que je fis sur la qualité de vétérinaire donnée à tort à une personne, ces paroles significatives : « Je le considérais comme tel parce qu'il en exerce la profession ! »

Mais ce ne sont pas seulement les députés qui confondent ainsi le vétérinaire, ce sont les plus hauts dignitaires de l'État, comme on peut s'en convaincre en lisant le compte général de l'administration de la justice criminelle en France (année 1853), où, dans le tableau dressé pour faire connaître comment se distribuent les accusés relativement à la nature des crimes, l'âge, la profession et le degré d'instruction, l'on trouve au mot impropre Artistes, sous lequel sont désignés les vétérinaires accolés avec les maréchaux, le chiffre 52, qui indique le nombre des accusés, dont le plus grand nombre ont été condamnés à des peines afflictives et infamantes.

Après cela, qu'on s'étonne de nous entendre gémir sur l'atteinte, le préjudice qu'une pareille erreur porte à notre propre dignité, lorsqu'il n'y a pas un seul vétérinaire sur les cinquante-deux accusés dont nous venons de parler! A chaque profession la responsabilité des fautes de ses membres; et, encore une fois, la répression des abus de l'empirisme n'aurait-elle pour résultat que de nous éviter ce rapprochement honteux, que tout cœur noble et généreux doit s'unir à nous pour appuyer la demande légitime que nous formulons depuis si longtemps.

Si des hommes considérables, par un étrange abus de leur position, ont cru devoir s'opposer, par leurs discours ou leurs votes comme législateurs ou légistes, à l'adoption d'une loi sur ce point, n'est-ce pas parce que certains écrivains ont eu la faiblesse de se faire l'écho de bruits aussi dangereux qu'absurdes? n'est-ce pas à cause de cette confusion dont nous venons de parler.

V.

Tout homme qui parle, comme nous, en faveur d'un principe, a toujours une idée fixe: celle de faire le plus de bien possible en cherchant à faire triompher la cause de la vérité. En écrivant ces lignes, nous n'avons pas d'autre but, et si nous sommes heureux de voir que les tendances actuelles du pouvoir et de l'opinion publique sont à l'agriculture, c'est parce que nous sommes profondément convaincu que la répression du charlatanisme, par les résultats qu'on est en droit d'en espérer, doit contribuer plus que tout autre à sa prospérité et à ses progrès, et que nous croyons fermement que ce but finira par être atteint par nécessité, puisqu'il n'a pu l'être jusqu'à ce jour d'une autre manière. Je dis par nécessité, et je vais dire pourquoi : si les tristes conséquences qui résultent de la liberté laissée à tout le monde de se mêler de notre profession, de se poser comme les seuls possesseurs des remèdes infaillibles pour la guérison de tous les maux, n'ont été jusqu'à ce jour qu'un sujet de sollicitude, c'est parce qu'indépendamment de ce qu'on ne s'entend pas sur le sens et la portée à donner à la loi, tous les puissants de ce monde, par leur talent, leur fortune et leur position, ne connaissent souvent des vétérinaires que ce qui leur en est dit par le cocher, qui dispose en maître des écuries, et n'ont d'opinion sur l'utilité des vétérinaires que d'après des *on dit de basse-cour.*

Frappé de tels abus, n'a-t-on pas le droit de leur dire : Si, par votre talent et vos connaissances, personne ne pouvait mieux que vous, à l'aide de la confiance qu'inspire une position élevée, faire entrer dans l'esprit des masses des vues sages, utiles et bienfaisantes, n'êtes-vous pas coupables devant Dieu et responsables devant les hommes d'avoir contribué par vos actes à flatter les préventions de la sottise et du mensonge, à entretenir les préjugés et la crédulité des campagnes à l'avantage des fabricants de panacées, devins, sorciers et charlatans de toute espèce, qui inondent le pays et trouvent chaque jour des dupes et des victimes? Si c'est à vos conseils ou à votre indifférence que nous devons cet état de choses, si c'est grâce à vous que nous devons de n'être appelés qu'à la dernière extrémité, ou quand le charlatanisme est aux abois et le malade *in extremis,* n'avez-vous pas failli à votre devoir?

Enfin, si, malgré le bon vouloir de l'administration supérieure, nous ne sommes pas plus avancés aujourd'hui qu'hier, cela vient encore de ce que ces bonnes intentions du pouvoir à notre endroit sont entravées par ceux même qui devraient nous faire respecter et nous défendre, et qui ne croient pas à l'utilité d'une protection légale de la vétérinaire; ou qui, oubliant la profession qui les a faits ce qu'ils sont, trouvent bon, dans un rapport qu'ils sont chargés de faire sur une maladie qu'ils ont eu mission d'étudier, de ne parler des vétérinaires qu'après avoir cité bien haut l'opinion de telle ou telle personne influente. Comme c'est bien fait, par exemple, pour faire ressortir l'importance de la vétérinaire lorsque, dans un rapport officiel qui doit passer sous les yeux de MM. les préfets, et même d'un ministre, on fait intervenir l'opinion d'hommes étrangers à l'art vétérinaire sur une maladie des animaux, pour venir dire ensuite : Cette opinion est aussi celle des vétérinaires beaucerons, savoyards, gascons ou auvergnats, suivant les localités, etc., etc.

Il y a là un mal qu'il est bon de signaler. Que dirait-on d'un doyen ou d'un professeur de la Faculté envoyé en mission pour étudier une épidémie, s'il venait dans un rapport s'appuyer sur l'opinion d'hommes étrangers aux sciences médicales? Non, jamais la vérité n'est méconnue à ce point en médecine humaine : chaque arbre porte son fruit. Bien qu'on puisse poser en fait que jamais la profession vétérinaire n'a compté autant de membres instruits, dignes et honorables, il n'en résulte pas moins, malgré toutes ces belles qualités, qui devraient commander le respect, que jamais, à aucune époque, le vétérinaire n'a été aussi peu considéré que de nos jours. A l'appui de ce que nous venons de dire, il nous suffit de rappeler que, dans tous nos départements où les vétérinaires qui ont la confiance de l'administration savent faire ressortir, avec respect et dignité, l'importance de leur mission, la vétérinaire y est organisée et considérée ; tandis qu'ailleurs on voit partout la routine l'emporter sur la raison par la faveur dont y jouit l'empirisme. Cependant l'administration ne demande pas mieux qu'à être éclairée pour faire justice. Qu'il me soit permis, à ce sujet, de jeter en passant une fleur sur la tombe d'un ami, en disant que si les vétérinaires appelés à faire partie de la commission hippique d'Eure-et-Loir ont voix délibérative au lieu d'une simple voix consultative, ils le doivent à la dignité de notre regrettable confrère Darreau. Espérons que cette leçon servira pour l'avenir, et qu'au prochain concours régionnal, dans Eure-et-Loir, nous ne verrons plus nos confrères se charger du triste rôle de marquer les animaux reconnus les meilleurs reproducteurs par un jury où, à la place du vétérinaire, se trouvait un honorable farinier. En résumé, invoquer le témoignage des personnes étrangères à l'art, lorsqu'il s'agit de questions essentiellement vétérinaires, et dire qu'une protection légale de la vétérinaire priverait la société des services rendus par l'empirisme, n'est-ce pas frapper de discrédit non-seulement la profession, mais encore l'enseignement? car, si les vétérinaires ne sont pas utiles, pourquoi ne pas demander la suppression des Écoles, et avec cette suppression les traitements de l'inspecteur et des professeurs? Pourquoi l'État entretiendrait-il trois grandes écoles où cet art est enseigné avec autant de développement que la médecine humaine dans nos Facultés?

Nous invoquons encore une fois ce qui s'est passé dans la médecine humaine après la loi du 10 mars 1804, pour répéter que la grande considération qui se rattache au corps médical date de cette époque, où les autorités furent tenues de ne se servir exclusivement que des médecins dans les établissements publics ; que c'est à partir de ce moment qu'il n'a plus été permis au premier venu de se livrer publiquement à l'art de guérir et de s'assimiler au médecin. L'analogie permet d'espérer le même résultat en vétérinaire, car il ne faut pas croire, lorsque nous venons demander une répression contre l'empirisme, que nous espérons empêcher un propriétaire d'administrer lui-même ou de faire administrer par d'autres tel remède à ses animaux, ou de pratiquer et faire pratiquer sur eux telle opération qu'il voudra. Non, nous n'avons pas plus cette prétention que le médecin n'a celle d'empêcher un homme de prendre tel remède qu'il lui plaît, et même de se laisser mourir si c'est son bon plaisir. Non, tel n'est pas le résultat que nous attendons d'une loi, mais bien celui d'établir une distinction tranchée entre l'homme de savoir et l'ignorant, et d'obtenir pour les vétérinaires tous les avantages que les médecins de l'homme ont retirés de la loi que nous venons de rappeler.

VI.

L'homme, après avoir satisfait à ses besoins physiques les plus pressants, après avoir cherché les remèdes à ses souffrances, a dû chercher ceux nécessaires aux animaux qui l'habillent et le nourrissent. La science vétérinaire date donc de l'origine de la société, et elle a dû être et est encore de nos jours pour beaucoup dans les progrès de sa sœur aînée, la médecine humaine. N'est-ce pas, en effet, sur les animaux qu'il est seulement permis d'expérimenter, et n'est-ce pas sur ces premières expériences que la vétérinaire s'est fondée ; n'est-ce pas elles que son fondateur, l'illustre Bourgelat, a mises à contribution pour chercher partout tout ce qui pouvait préserver ou guérir les animaux des maladies ? Quarante ans après la fondation des écoles vétérinaires, le gouvernement impérial, reconnaissant les services rendus à l'agriculture par les vétérinaires sortis de ces écoles, conçut le projet de protéger l'exercice de la médecine vétérinaire contre la concurrence de l'empirisme, et le décret du 15 janvier 1813 fut promulgué dans ce but. Je n'ai pas à vous apprendre par quelle fatalité une loi qui se proposait la destruction de l'empirisme l'a rendu plus vivace dans les campagnes! Dieu me garde de le rappeler autrement qu'en répétant de nouveau : Quel troupeau n'a pas sa brebis galeuse?

Pourquoi donc, malgré les progrès qu'a faits notre profession, progrès qu'elle fait tous les jours, la pratique de notre art est-elle toujours abreuvée de dégoûts et de déceptions? Parce que, pour des raisons que j'ai déjà fait connaître, et à défaut de loi, on se fait généralement en France une fausse idée de l'instruction donnée dans les écoles vétérinaires, parce que lorsqu'il s'agit de l'élève, de l'éducation, de l'amélioration de nos races d'animaux domestiques, comme dans les commissions hippiques, les concours régionaux, certaines personnes prétendent que la science du vétérinaire n'est pas celle de l'éleveur. Cet argument est surtout en grande faveur parmi les classes élevées de la société. Mais comme la fortune n'est pas la raison, passons, et disons seulement sur ce point qu'il serait au moins bizarre, lorsque les meilleurs ouvrages sur ces différentes questions sont dus aux vétérinaires, que la science approfondie des animaux domestiques, que l'étude de leurs organes et de leur conformation devinssent précisément une cause d'incapacité en pareille matière.

Dans l'état actuel des choses, on comprend facilement qu'un propriétaire, si étendue que soit son instruction; qu'un commerçant, si grande que soit son habileté; qu'un cultivateur, si remarquable que soit son mérite, ne puisse équitablement apprécier le plus ou moins de gravité que présente une maladie. Comment ferait-il, étranger aux sciences médicales et naturelles, pour ne pas se laisser influencer par tout ce qui se dit autour de lui sur tel ou tel charlatan, à la puissance duquel il finit par croire à force d'entendre répéter les effets merveilleux obtenus par ses breuvages? Qui, enfin, en présence de ce bruit, n'attribuerait pas à de prétendus remèdes secrets donnés à 5 fr. ces prétendues cures qui ne sont en réalité que des mensonges, ou que le résultat des seuls efforts de la nature, pour un mal dont le temps seul est souvent le remède, comme cela arrive toujours pour les chevaux qui sont conduits au loin, à un trop fameux empirique d'un pays beauceron, bien connu dans nos fastes judiciaires, parce qu'il a donné son nom à une horde de brigands.

Orgères, tristement célèbre
Par ses chauffeurs et ses brigands,
Étendait un voile funèbre
Sur ses modernes habitants;
Mais du passé la sombre histoire
S'efface en ce jour, où la gloire
Allume un céleste flambeau.
Du sein de la Beauce féconde
Un cri retentit dans le monde :
« Honneur au docteur Lescarbault ! »

Ces vers appartiennent à un Chartrain, M. Bourdel, qui a voulu payer son tribut d'admiration au savant médecin d'Orgères, qui, le 26 mars dernier, a découvert une nouvelle planète, et qui, de tous les hommes savants, est le mieux placé pour apprécier le genre de services que l'empirisme vétérinaire rend à l'agriculture et à la société.

VII.

Chacun sait que notre pays ne laisse rien à désirer sous le rapport de la richesse et de la fertilité de son sol; aucun pays ne renferme plus que la Beauce de cultivateurs instruits, intelligents, et cependant, malgré ces avantages et malgré les bonnes intentions du pouvoir, on dit et on répète partout que son agriculture ne progresse pas. Je n'ai pas à dire toute ma pensée sur ce point; seulement je ferai ici un rapprochement : c'est que, si l'agriculture ne fait pas chez nous les progrès que permet d'espérer la richesse de son sol, ce n'est pas assurément faute de vœux exprimés de toute part, mais bien parce que nulle part ailleurs le charlatanisme n'a plus d'influence, nulle part plus que dans la Beauce et le Perche on ne croit à ce merveilleux qui tient toujours l'ignorance sous le charme des secrets.

Une chose bien propre à entretenir tous ces abus dont nous nous plaignons, c'est que la réputation la plus grande vient de ce qu'elle a pris naissance à une époque où les lois étaient sans vigueur et la science impuissante, à une époque enfin où les faiseurs de tours, où le génie du mal étant regardés par le vulgaire comme étant les protégés du ciel, on attribuait à l'action de leurs remèdes une puissance secrète. C'est ainsi qu'entre les mains de certains empiriques les choses les plus simples ont une apparence de merveilleux sans laquelle ils seraient promptement abandonnés avec dédain et mépris si on les comprenait. Ainsi, que penser de ceux qui viennent dire d'un charlatan : « Voyez comme il est savant ! il reconnaît la maladie d'un cheval sans le regarder ? » Qui ne s'y laisserait prendre lorsque le domestique, le charretier de ferme embellit encore pour, à la première occasion, profiter de la crédulité de son maître et faire une promenade à ses dépens sous prétexte de conduire au loin un cheval qu'il dit être malade, bien que se portant à merveille.

De pareilles absurdités ne méritent pas d'être réfutées autrement qu'en disant :

O sots humains ! on sait trop vous apprendre
A répéter ce qu'on ne peut comprendre.

Pensez-vous, nous dit-on, qu'une loi sur l'organisation et sur l'exercice de la vétérinaire fera disparaître tous ces abus scandaleux ? Assurément non, nous n'y croyons pas, parce que, bien qu'il soit défendu de par la loi et le Code pénal de voler, d'assassiner, nous n'en voyons pas moins tous les jours des gens attenter à la propriété et à la vie de leurs semblables. Si la loi sur l'exercice vétérinaire ne diminue ni le nombre, ni l'audace du charlatanisme, son intervention peut toujours avoir pour résultat de ne plus permettre au premier venu de prendre le titre de vétérinaire et d'éviter à ceux qui l'ont obtenu cette confusion regrettable dont nous avons parlé et qui porte une atteinte si profonde à notre considération professionnelle; de sauvegarder l'intérêt des sociétaires d'une assurance contre la mortalité des bestiaux en n'accordant d'indemnité de sinistre que sur la présentation d'un certificat délivré par un vétérinaire, etc.

En quoi surtout cette loi est nécessaire, utile et pratique, c'est dans la répression de tout ce qui peut entraver le progrès de l'agriculture, devins, sorciers, leveurs de sorts ; c'est dans son application à l'hygiène publique pour les maladies enzootiques, épizootiques et contagieuses; l'inspection des foires et marchés et des animaux livrés à la consommation, c'est au point de vue de la sûreté publique, en donnant le moyen d'éviter de grands malheurs par cette fausse sécurité que donne cette confiance aveugle pour de prétendus remèdes secrets et infaillibles contre des maladies contagieuses, telles que la rage, la morve; enfin on trouve encore le moyen d'y faire entrer une des mesures les plus importantes pour la sûreté des personnes, car la plus petite erreur en pareille matière peut plonger les familles dans la désolation : c'est la défense de délivrer, pour le traitement des animaux, aucune substance vénéneuse sans ordonnance de vétérinaire.

Après ces considérations pour démontrer l'utilité, la nécessité même de faire intervenir une loi sur l'exercice vétérinaire dans ses rapports avec l'industrie agricole et l'hygiène publique, nous arrivons à l'exposition des faits, qui est peut-être le meilleur moyen d'éclairer l'administration et le pays sur les inconvénients, sur les abus qu'entraîne après elle la liberté laissée à tout le monde de faire de la médecine vétérinaire, et de faire apprécier le préjudice réel qui en résulte aussi bien pour la science que pour l'agriculture.

VIII.

Depuis que la jurisprudence consacrée par un arrêt du 4 août 1851 est venue garantir aux vétérinaires diplômés dans les établissements de l'État la possession exclusive de leur titre, on ne saurait se faire une idée des moyens employés par le charlatanisme pour l'éluder. C'est ainsi que, ne pouvant plus se dire vétérinaires, les uns ont recours à un autre mot qui a la même signification pour le public, en annonçant qu'ils guérissent des maladies réputées incurables qui n'existent même pas dans leur localité; d'autres font annoncer par les journaux qu'ils sont désignés par telle ou telle assurance pour traiter les animaux assurés, constater les sinistres ou qu'ils sont possesseurs d'un remède secret et infaillible contre des maladies contagieuses qu'ils ne peuvent connaître, telles que le charbon, la morve, voire même la rage, etc. Avant d'arriver aux faits, je ne puis mieux faire que de reproduire textuellement la circulaire suivante; elle donnera une idée suffisante de ce que sont ces hommes.

Voici cette lettre circulaire, datée du 16 février 1855 :

« M. Luthon, etc., vous adresse la présente lettre pour vous donner con-
« naissance de la *munier* dont il pratique la vétérinaire pour les *maladie*
« *ancienne*, *aprais* avoir examiné l'animal qui m'est présenté ; je *peu* indi-
« quer le temps qu'il *faux* pour faire la guérison; ce que le traitement *peu*
« coûter, mes conditions *sons* qu'il *ni a pas de retribution* si le traitement
« n'a pas pour *resulta* la *guerison radical*. »

« Une longue pratique, des *experience répétée* un grand nombre de *foi* « m'ont donné la certitude qu'un grand nombre de *maladie ancienne repute* in- « curables ne le sont pas pour moi, *telle* que catarrhe avec *simtôme* de morve, « hernie, *inguinal maladie* des testicules, eaux aux jambes, crapaud, *gavart*, « *vielle* boiterie provenant d'*écar* ou de *rumatisme*, farcin, *gul* invétérée « mal de *nuc ou de garot* (appelé ver de taupe) *thumeur* squirrheuse, *pala-* « *lysie recente*, vertige, etc. On va *sandoute* crier au charlatanisme, on va « dire qu'il n'est pas *posible* qu'un homme *obescure* puisse avoir *aquit* de « *pareille connaissance*, je *pourai* vous citer bien des *decouverte provenent* « *d'homme obescure*. Je vais en citer un entre *tent d'autre* Fulton qui a *dé-* « *couver* la vapeur n'était qu'un simple ouvrier qui présenta son *manuscri* « à Napoléon premier consul Napoléon *charga* l'académie des *sciance* de « l'examiner l'académie voyant que Fulton *promettais* de faire marcher des « vaisseaux sans *voil* et des *voitur* sans chevaux : *on* dit ce *manuscri* est « d'un fou ; et Napoléon avec son *jenie* transcendant n'a *cependans* pas *vus* « que Fulton avait fait une *decouvérte* à *prodhuire* des effets *incallulable* « Fulton procura le double de son *manuscri* à un Anglais qui l'emporta à « Londre (le voleur) et voilà que cette fait le *toure* du monde. »

« Je vous salue avec considération et je suis votre *tou devoi*

« Luton.

« Nota. Mon *bu* est de *guerire* les animaux *malade* dans le plus *cours de* « *lait* possible et *a melieu* marché possible.

« Vous *été priet* de faire *par avos* amis du contenu de cette lettre. »

DEUXIÈME PIÈCE.

A M. L....., cultivateur.

« Je vous invite à venir payer sous trois jours entre mes mains ce que « vous devez à M. Lutton, vétérinaire, si vous voulez éviter des frais.

« J'ai l'honneur de vous saluer.

« Deuil, huissier. »

J'ajouterai à cette pièce une note à l'appui de la demande qui pourra donner une idée du savoir de cet homme qui capte la confiance des cultivateurs en prenant le titre de vétérinaire :

DOIT M. L....., CULTIVATEUR A LUTON vétérinair.

1845	Visité un cheval boiteux du membre *enterieur*.....	1
18 avril	Visite pour un cheval avec *thumeure* à la *cuise mie parterre* fait des *incission* et *coterizé*............	5 50
	Un pot d'*onguen*..............................	1 75
19	Visite pour le même *coterizé* de nouveau..........	3 50

20	Visite *passe* 2 *séton*...........................	5
20	Visite, un pot d'*onguen* à séton....................	3 30
	Fourni une forte *portion laxatif*..................	2 25
	Plus 4 *portion* de poudre diurétique	3
8 juin	Cheval ayant perte d'*appettit* pâte tonique.........	6
31 juillet	Un pot d'onguent *decicatif*.......................	1 25
	Visite pour un cheval boiteux, fourni onguent de pied.	3 50
	Visité un cheval que l'on *voulais* vendre...........	1
24 août	Visité un cheval ayant une *blessur* à l'œil droit....	1
	Fourni un *colyr* résolutif........................	1 75
17 septembre 1847	*Envoyet* un pot *desicatif*.........................	75
14 janvier	Une visite pour vache atteinte d'*enterire* fourni et *administre une portion* calmante...............	4
	Une *portion laxatif* pour administrer le *landeman*...	1 50
15	Une visite pour la même *en eta* de parturition......	2 50
	Id. pour avoir extrait le veau *manivellement*........	3
	Pour avoir *soignet* un cheval ayant un ulcère de *nuc* fait des *exarification* fourni poudre *sicatif*, 23 *visite* 11 *breuvage depuratif* 3 *litre* de résolutif, 3 *facon* de teinture et *pancement* le tout après guérison pour..................................	30
		81 55

Que penser d'une pareille audace, lorsqu'on ose demander une somme de 81 fr. 55 c. pour trois animaux qui sont morts à la suite d'un pareil traitement, voire même la vache atteinte d'*enterire* qui donna le lendemain un veau extrait *manivellement*, après avoir dit dans une lettre circulaire « qu'il *ni a pas* de rétribution si le traitement n'a pas pour *resulta* la *guerison radical?* » etc., etc.

Pour tout commentaire, je me bornerai à dire que j'ai eu connaissance de ces pièces par M. le juge de paix du canton de Châteauneuf, qui me désigna pour apprécier si le cultivateur était fondé à trouver de l'exagération dans la somme réclamée par celui qu'il croyait vétérinaire, parce qu'il en prenait le titre. C'est là un abus entaché de *fraude* et de *mensonge* pour lequel j'ai dit à M. le juge de paix qu'il serait bon d'accorder pour honoraires l'art. 405 du Code pénal :

« Quiconque, soit en faisant usage de faux noms ou de fausses qualités, « soit en employant des manœuvres frauduleuses pour persuader l'existence « d'un pouvoir ou d'un crédit imaginaire, se sera fait remettre des fonds, etc., « etc., sera puni d'un emprisonnement d'un an au moins et de cinq ans au « plus, et d'une amende de....., etc., etc. »

C'est dans la crainte de voir invoquer par son client les dispositions de cet article, ou pour toute autre cause, que notre empirique s'est contenté des 30 francs qui lui avaient été offerts dès le principe.

Pour tout homme de bon sens, la lettre circulaire que nous venons de reproduire textuellement n'est-elle pas encore une preuve qui démontre l'utilité d'une répression légale du charlatanisme ? N'y a-t-il pas là un abus scandaleux qui doit attirer l'attention de nos législateurs ? Qui n'applaudirait pas à des mesures qui auraient pour but de le prévenir et de relever la dignité des titres en défendant le droit de ceux qui ont obtenu celui de vétérinaire ?

En présence de cette audace, qui ne fait jamais défaut aux imposteurs, dire que, soit avarice, soit ignorance, soit défaut de jugement, des gens en grand nombre prennent comme vérité une si grossière amorce, n'est-ce pas donner raison à cette opinion, que je suis loin de partager, que la masse ou le public n'est qu'une cohue d'ignorants où l'on rencontre difficilement un homme intelligent et sensé ? Passons aux faits.

Sans vouloir parler de tous les charlatans en sous-ordre, dont le plus grand nombre ne savent ni lire ni écrire, je vais cependant rapporter quelques faits qui montreront mieux que les raisonnements le degré de confiance qu'il faut accorder aux charlatans. Commençons par un qui se rapporte aux devins ou leveurs de sorts.

Premier fait. — En 1841, une esquinancie gangréneuse se déclara dans l'étable d'un sieur Houlette, cultivateur au hameau de la Bondancière, et sur quatre vaches dont se composait l'étable, une succomba le 28 janvier. Appelé au moment où cette bête venait de mourir, j'en trouvai une seconde frappée du même mal, et je me retirai après lui avoir fait une saignée et ordonné les soins que réclamait son état. — Non loin de ce pauvre cultivateur se trouvait un misérable faisant profession de sorcier ou de leveur de sorts, qui fut consulté ; et, après s'être fait payer à l'avance, il eut recours à quelques manœuvres en disant à Houlette : « Je connais le coupable ; je ne vous le désignerai pas autrement. Méfiez-vous de la première personne qui se présentera chez vous après moi, et surtout, recommanda le devin, gardez-vous bien de lui en parler. » Malheureusement, la première personne qui se présenta, ce fut moi ; aussi la porte me fut-elle fermée avec force injures et menaces. Quelques mois après, le devin était appelé à rendre compte de ses méfaits devant le Tribunal de police correctionnelle de Nogent-le-Rotrou.

Deuxième fait. — Une maladie grave, mortelle, se déclara sur plusieurs chevaux, avec une tendance à prendre la forme enzootique, vers la fin de 1856, dans les écuries de quelques cultivateurs, dont trois chevaux sur dix, qui en furent atteints, succombèrent presque subitement. En cet état, je crus devoir conseiller toutes les mesures hygiéniques nécessaires pour en prévenir le retour.

Que se passa-t-il dans une ferme où j'avais été appelé pour la première fois et où je fus assez heureux de sauver le cheval qui en fut atteint?

L'empirique, qui avait toujours eu droit de cité dans la maison, en fut informé et, désespéré, sans doute, de voir qu'il allait enfin perdre son butin, il arriva et se mit à l'œuvre pour démontrer à son trop fidèle client qu'il fallait agir autrement que je ne l'avais indiqué, afin de préserver les autres chevaux; et, à cet effet, il administra à chaque cheval un remède secret de sa composition.

Voilà où est la cause d'un des principaux obstacles qui s'opposent au progrès de l'agriculture. Elle n'est pas ailleurs. On la rencontre partout et à chaque pas. Règne-t-il une maladie quelconque dans le moindre village, de suite on voit surgir une foule d'officieux de toute espèce, les uns soi-disant pour rendre service, les autres pour exploiter la crédulité; celui-ci disant que c'est un sort, celui-là qu'il a un remède éprouvé depuis longtemps. C'est enfin une porte ouverte à l'empirisme le plus grossier et aux préjugés les plus absurdes.

Pour donner une idée précise du regrettable dommage qui résulte de semblables faits, nous ferons l'observation suivante : L'espèce bovine et ovine du département d'Eure-et-Loir est décimée, depuis longues années, par une maladie charbonneuse appelée *sang de rate*, qui tend sans cesse à prendre du terrain. Eh bien! tout en payant un juste tribut de reconnaissance à l'administration qui a ordonné des recherches pour en découvrir la cause, la nature, et les moyens à lui opposer, n'est-on pas obligé de reconnaître, en présence de l'empirisme, que les mesures et observations hygiéniques qui en résulteront resteront stériles. Du moment où l'administration, en cas d'épizootie, n'accorde d'indemnité qu'aux propriétaires qui auront fait soigner leurs bestiaux par les vétérinaires, du moment que la puissante voix de l'État invite tous les cultivateurs à se mettre en garde contre le charlatanisme, en publiant, dans chaque commune, la liste des vétérinaires; enfin, du moment où l'on peut entraver une maladie contagieuse à son foyer par le séquestre prescrit par certains arrêts et règlements qui ont force de loi, pourquoi alors ne pas aller jusqu'au bout? Pourquoi encourager, par le silence de la loi, l'industrie coupable de certains hommes dont l'ignorance n'a souvent d'égale que leur immoralité? Exemple :

Au mois de novembre 1859, un nommé Valée, qui fait profession de traiter toute espèce de bêtes, a vendu à M. Buleux, de Coudreceau, un cheval atteint de morve, moyennant 300 fr., lequel cheval était resté entre ses mains pour deux bouteilles de vin payées 1 fr. 20 c. Ce fait étant arrivé à la connaissance de la justice, Valée fut condamné pour ce fait à restituer les 300 fr. à M. Buleux et à plus de 200 fr. de dommages et frais, etc.

Nous possédons plusieurs preuves de cette moralité assez commune chez quelques empiriques et que nous devons passer sous silence.

IX.

Persuadé que les assurances agricoles contre la mortalité des bestiaux, bien dirigées, doivent rendre des services, nous en profiterons pour dire aux sociétaires consciencieux et de bonne foi : Voyez et jugez ce que sont les indemnités et ce qu'elles doivent être lorsqu'elles sont données pour pertes de bestiaux assurés sur un certificat délivré par un empirique!

Frappé depuis longtemps des graves abus résultant de l'intervention des empiriques dans quelques-unes de ces assurances contre la mortalité des bestiaux, et ayant devers moi un grand nombre de faits qui autorisent à les considérer comme préjudiciables aux intérêts de tous, j'étais heureux de voir, en 1858, soumettre au conseil d'État un projet de décret ayant pour objet la création d'une caisse générale d'assurances volontaires destinée à garantir les produits agricoles de toute nature contre la grêle, la gelée, les inondations et la mortalité des bestiaux. Ce projet, dû à M. Person, chef de section au ministère d'État, a été revu avec soin par une commission composée des hommes les plus compétents, et il leur a paru hors de doute qu'une caisse générale par l'État serait plus complète, plus économique et plus sûre que toutes les caisses agricoles qui se sont formées jusqu'ici par l'initiative privée. Malheureusement, pour des raisons dont je n'ai pas à m'occuper, ce projet n'a pas réussi, et de là est née cette caisse générale d'assurances que nous avons aujourd'hui sans garantie du gouvernement. Cependant, comme cette dernière me paraissait réaliser toutes les conditions fondamentales désirables : 1° l'intégralité des sinistres par l'immensité des ressources; 2° la répartition équitable des charges par une bonne classification des valeurs assurées; 3° la plus rigoureuse économie par l'absence de toute spéculation; 4° la sécurité la plus complète pour tous les sociétaires; 5° enfin l'espérance de ne pas tomber dans les abus que nous avons à reprocher à ses devancières relativement à la mortalité des animaux, bien entendu, je m'empressai, sur la proposition qui m'en fut faite par M. Gobin, directeur pour l'arrondissement de Dreux, d'accepter ma nomination comme vétérinaire. Mais, je regrette de le dire, les convenances ne me permettent plus aujourd'hui de donner mon concours à une assurance pour laquelle un de mes amis m'écrit :

« Je viens te signaler un nouveau scandale. Tu connais la fameuse so-
« ciété la Caisse générale des assurances? Or, un des articles des statuts

« donne le droit au directeur d'arrondissement de désigner les *praticiens* « qui pourront traiter les animaux assurés, etc., etc.

« M. le comte de Loynes, que tu dois connaître, a donné, comme direc- « teur de l'arrondissement de Châteaudun, commission à *tous les empiriques,* « petits et grands. La plupart produisent partout cette commission comme « un titre, et comme ils ne connaissent pas même de nom ce que nous ap- « pelons la responsabilité morale, ils engagent à tour de bras les gens à « s'assurer, certains de se procurer ainsi une clientèle. On m'a même dit « que B... avait fait une annonce, à ce sujet, dans le *Journal de Chartres,* « et qu'il avait fait forces circulaires dans le canton d'Orgères. » (1)

Les personnes assurées ayant moins d'intérêt à la conservation de leurs animaux et les empiriques leur étant ostensiblement désignés, il est inutile d'insister plus longuement pour démontrer que les vétérinaires ont encore là un ennemi de plus. Mais passons. Il suffit à notre but d'appeler l'attention sur le préjudice que doit causer un tel abus à ceux qui assurent loyalement leurs bestiaux en les faisant traiter par des vétérinaires.

Premier fait. — En 1855, un cheval assuré m'est présenté avec un défaut de la couronne du pied (forme) qui n'empêchait pas l'animal de faire un bon service et pour lequel je conseillai de ne rien faire. Tel ne fut pas l'avis de l'agent de l'assurance dont faisait partie mon client. Aussi le cheval fut-il conduit à celui qui, dans un journal très-répandu, s'annonce comme guérisseur de tous les maux de pieds incurables et ne réclamant d'honoraires qu'en cas de succès. — Nous allons voir. — Deux mois après ma première visite, le 9 mai, on vint me consulter de nouveau pour le même cheval, qui était littéralement estropié d'une opération que lui avait faite le guérisseur de maux de pieds incurables.

Sans assimiler l'opération de l'empirique aux cas prévus et punis par la loi du 2 juillet 1850, qui qualifie délit ou contravention les violences ou

(1) Depuis que nous avons écrit ces lignes, nous sommes heureux de pouvoir reproduire le passage suivant d'une lettre que vient de nous adresser l'honorable M. Gobin, directeur de la caisse générale pour Dreux, relativement à l'annonce de Bessetaux dans le *Journal de Chartres :* « Cette réclame osée m'avait si bien pro- « duit le même effet qu'à vous, Monsieur, qu'après avoir lu cette annonce dans le « journal, j'étais immédiatement parti pour Chartres, afin de m'entendre avec mon « collègue pour obtenir des explications du directeur de Châteaudun et porter, s'il y « avait lieu, mes réclamations à notre administration centrale. Voici ce que j'ai ap- « pris : Il n'y a pas de vétérinaires dans le canton d'Orgères, et M. de Loynes a « nommé Besseteaux. Là n'est pas le mal ; il était dans l'audacieuse réclame qui nous « enlevait à nous-mêmes, Caisse agricole, toute garantie de moralité. M. de Loynes « nous montra copie d'une lettre qu'il avait, dès la première publication, adressée à « Bessetaux pour lui enjoindre de cesser ce mode de réclame éhontée, sous peine « de, etc., etc. »

mauvais traitements exercés sur les animaux, je dirai que c'est là un de ces exemples incroyables d'atrocités qui se pratiquent journellement sous prétexte d'opération, et à la suite duquel j'ai été appelé à délivrer un certificat d'incapacité de travail destiné à l'assurance qui devait en tenir compte à l'assuré, M. Debut, cultivateur, qui m'avait écrit : « Je vous ferai observer « que nous avons payé 20 fr. pour une note que M. Jumentier dit avoir « reçue de l'empirique. S'il y avait moyen de se faire rembourser de cette « somme, veuillez nous le dire ; nous vous en saurons gré. »

Deuxième fait. — En 1857, je fus chargé de faire la visite d'animaux assurés et traités par un soi-disant maréchal-expert. Voici, entre autres irrégularités ce que j'ai trouvé pour cinq à six chevaux assurés au hameau de Boutry (Eure-et-Loir) :

1° Chez un nommé Voxeur, un cheval estimé sur une police d'assurance le double de sa valeur commerciale ;

2° Chez Caillé (Jacques), un cheval de 100 fr. au plus, estimé 300 fr. ;

3° Chez Maillot (Philippe), un cheval de six ans porté sur la police d'assurance comme étant âgé de deux ans.

Troisième fait. — En 1858, sur la réquisition d'un nommé Duclos, je fus appelé à constater l'état d'un cheval assuré pour lequel je déclarai dans mon certificat : « Il résulte de mon examen que ce cheval, âgé de dix-huit « ans au moins (neuf d'après la police), est dans un état de prostration « tel qu'il est impossible de l'utiliser à aucun genre de service. »

Quelques jours après la délivrance de mon certificat, je reçus du directeur de l'assurance la singulière lettre que voici :

« Monsieur,

« Veuillez dire à M. Duclos qu'il ne lui est rien dû pour son cheval, à « moins que vous ne puissiez me remettre un autre procès-verbal *constatant positivement que le cheval est atteint d'une maladie incurable, ou que « l'état dans lequel il est résulte d'un accident*, etc. » (Textuel.) J'en passe et des meilleurs ; et si les faits que je viens d'exposer, et que je pourrais multiplier, n'ont pas besoin de commentaires, les suivants leur donneront surtout un caractère de danger permanent.

Quatrième fait. — Un empirique publiait tous les mois, dans le *Journal de Dreux*, qu'il était possesseur d'un remède infaillible pour guérir la morve. Si les prétentions de cet homme ne faisaient que pitié par ce qu'il en espérait, il aurait pu trouver grâce devant nous ; mais il n'est personne qui ne sache combien une maladie pareille à celle qu'il prétend guérir intéresse la société tout entière ; jamais l'empirisme ne peut être plus répréhensible qu'il l'est dans cette circonstance, où il s'agit non-seulement de l'intérêt pécuniaire de quelques individus, mais de la vie des personnes qui se trouvent en contact avec des animaux atteints de cette maladie. Pour démontrer le degré de confiance que l'on doit accorder à ces sortes de gens, qui entreprennent sur les bêtes de toute espèce que l'on conduit chez eux la cure de maladies réputées incurables, je ne puis mieux faire que d'extraire le passage suivant d'une lettre adressée par nous à M. le maire du Tremblay, où les faits se sont présentés : « M. V....., cultivateur en votre commune, avait dans son écurie deux chevaux qui travaillaient avec un jetage par les naseaux, et M. P..... en avait trois. Considérant ce symptôme comme peu grave, ils crurent tous deux devoir consulter l'empirique du Tremblay; le premier, ne voyant aucune amélioration dans l'état de ses chevaux après deux mois de traitement, crut devoir me consulter, et, à ma première visite, ces deux chevaux, traités pour la gourme, furent déclarés morveux et abattus. Quant au second, ce fut le contraire : il ne me fit appeler, pour ses trois animaux, qu'après qu'ils avaient été déclarés morveux et condamnés par le même empirique à être abattus. Tel ne fut pas mon avis, car quinze jours après ma première visite ils furent radicalement guéris, non pas de la morve, mais d'un simple catarrhe nasal. De semblables résultats ne sont-ils pas suffisants pour faire apprécier le danger de ces hommes, qui, en présence de l'impunité dont ils sont assurés, osent publier sous toutes les formes qu'ils guérissent une maladie que, dans leur ignorance, ils ne peuvent reconnaître? »

Mais, dit-on, il y en a un dans ce département qui doit posséder le remède pour guérir cette maladie, puisqu'il vient à Chartres chaque semaine, et sous les yeux de l'administration, faire une concurrence aux vétérinaires en se disant possesseur d'une méthode qu'il exploite avec profit. Hélas! oui, avec profit pour lui, mais pour la société non. Comme ce dernier fait à lui seul plus de mal que tous les autres médicastres réunis, par la confiance aveugle dont il jouit et par l'obstacle qu'il apporte à faire profiter l'agriculture des mesures sanitaires et hygiéniques consacrées par la science et la pratique; comme cet homme, enfin, jouit du prestige que donnent le merveilleux et la fortune, nous allons laisser les petits pour ne parler que de lui qui, fort de l'immunité dont il a été jusqu'à ce jour l'objet, exerce sa fatale industrie au détriment de l'agriculture et de la société tout entière. Tout le monde le sait, cet homme s'occupe à Orgères et à Chartres des chevaux que, dans un langage dissimulé à dessein, et comme nous l'avons déjà dit, on qualifie de *douteux*. Dans tous les cas, un breuvage, que l'on peut dire avec quelque raison invariable, comme l'est son prix, leur est administré, qu'ils soient, oui ou non, atteints d'un mal de gorge qui en contre-indique l'emploi. Aussi n'est-il pas rare d'entendre dire d'un cheval corneur acheté par les marchands de chevaux de Paris, ce dicton : « Il a été à Orgères! » Mais passons sur ces détails et arrivons aux faits.

Cinquième fait. — M. Angoulevent, d'Arpentigny, avait un cheval atteint d'une affection rhumatismale. Après avoir été traité et guéri de cette affection, en octobre 1858, il retomba boiteux d'un membre en janvier 1859. En cet état, et en présence des cures merveilleuses propagées par la routine, le cheval y fut conduit le samedi 30 janvier, où, moyennant 5 fr. payés comptant, il lui fut administré le breuvage sauveur. Quelques jours après, son cadavre était entre les mains de l'équarrisseur. Je pourrais multiplier à l'infini des exemples de cette nature, où la puissance des breuvages fut toujours sans résultat; mais avant de passer à des faits beaucoup plus graves, nous allons en rapporter un pour démontrer la fausse sécurité où se trouvent ceux qui ne veulent voir les choses et les hommes que d'après ce triste oracle.

Sixième fait. — M. Desvaux achète d'un nommé Michon un cheval reconnu atteint d'un vice rédhibitoire, le cornage chronique. Le 7 mai, on écrit au vendeur de venir reprendre le cheval pour cause de vice rédhibitoire, afin de lui éviter des frais. Michon, qui avait foi dans le dire du charlatan, qui n'avait rien reconnu audit cheval, ne tint compte de l'avis qui lui fut donné par M. Desvaux qu'après avoir une centaine de francs de frais à payer pour l'action intentée contre lui en rédhibition.

Septième fait. — Un sieur Corneau, cultivateur, achète un cheval atteint de gourme et le présente à la visite de M. Besseteaux, qui le condamna morveux. Malgré l'avis contraire donné par un vétérinaire, le sieur Corneau crut bon de se mettre en mesure contre son vendeur. M. le juge de paix, à qui la requête fut présentée, fit droit à la demande en nommant trois experts, qui, après deux ajournements pour attendre la guérison, déclarèrent par procès-verbal en forme le cheval parfaitement sain.

En disant que, pendant la fourrière, Besseteaux avait maintenu son premier dire, le lecteur pourra apprécier le sort qui était réservé à ce pauvre animal sans les circonstances de l'expertise.

Huitième fait. — En 1853, au mois d'août, un nommé Poulard, loueur de chevaux, conduit lui-même, attelés à une voiture, deux chevaux à Orgères, où ils furent condamnés à être abattus. Poulard ayant besoin d'un cheval pour conduire sa voiture, l'un fut abattu sur-le-champ comme morveux, et l'autre, qui était condamné à subir le même sort, en fut sauvé, et cela grâce à ce que son maître se décida à son retour, et avant de le faire abattre, à en appeler à un vétérinaire. Depuis la condamnation de ce cheval à mort par M. Besseteaux, il a fait plus de deux ans un bon service de louage chez M. Poulard, qui l'a vendu ensuite pour faire un service de dépêches, et il court encore.

Neuvième fait. — En 1855, au mois d'octobre, M. Ménager, cultivateur, avait huit chevaux, sur lesquels trois furent reconnus morveux. Deux de ces derniers furent abattus aussitôt la visite qui en fut faite par mon confrère M. Julien, vétérinaire à Nogent-le-Rotrou. Quant au troisième, qui était d'une grande valeur, M. Ménager le conduisit, contrairement à la loi qui le défend, à celui qui passe dans le public pour guérir cette maladie. M. Besseteaux, sachant qu'un vétérinaire avait dit le cheval morveux, eut soin, suivant son habitude et dans son ignorance, de dire le contraire en promettant de le guérir, et, après avoir usé pendant cinq mois de la méthode *sui generis* de M. Besseteaux, M. Ménager se décida enfin à suivre l'avis qui lui avait été donné par un vétérinaire d'abattre ce cheval.

Dixième fait. — Je ne puis mieux faire ici que de reproduire la correspondance suivante :

A M. Devaureix, *avocat.*

« Je vous adresse la pièce ci-jointe (déclaration du propriétaire) pour « vous demander s'il n'y aurait pas lieu de poursuivre M. Besseteaux pour « avoir sacrifié ou conservé chez lui, comme morveux, un cheval que « j'avais visité deux fois pour un ozène, maladie curable et non conta- « gieuse. Je n'ai pas besoin de faire ressortir à vos yeux les graves préju- « dices qui en résultent, et surtout le profit qu'en retire le sieur Besse- « teaux en payant 4 fr. 60 c. un cheval atteint d'une maladie curable, et « qui, mort, est payé par un équarrisseur de 12 à 15 francs.

« Comme vous n'en doutez pas, ces exemples se renouvellent chaque « jour, et, s'ils ne tombent pas sous le coup de la loi, c'est parce que les « vétérinaires, soit par intérêt de clientèle ou autrement, croient devoir « s'abstenir. Bien décidé depuis longtemps à faire abnégation de mes in- « térêts pour combattre les préjugés enracinés dans le vulgaire, voici « comment j'ai pu arriver à la connaissance de ce fait :

« Pelletier fils présenta à ma consultation un cheval qu'il venait d'ache- « ter. Avant de l'examiner, je lui demandai des nouvelles du malade que « je soignais, et il me fut répondu qu'il avait été conduit chez celui que « l'on dit très-savant, et où il était resté comme morveux.

« A mon retour de course, je trouvai chez moi M. Pelletier, qui m'at- « tendait pour me faire ses excuses, en disant que, malgré toute sa con- « fiance en moi, il s'était laissé entraîner au bruit qui se fait sur les pré- « tendues cures merveilleuses d'Orgères, et aux perfides conseils que lui « donnèrent ses voisins; puis il fit la déclaration que j'ai l'honneur de « vous adresser, signée de lui, etc.

« Agréez, etc. Garreau, vétérinaire. »

Réponse.

« Chartres, 12 août 1856.

« Mon cher Monsieur Garreau,

« Ainsi que vous, j'aimerais beaucoup démasquer et faire punir certaines « gens dont l'ignorance et le charlatanisme sont une des principales plaies « de notre société; mais, pour frapper fort, il faut frapper juste.

« Dans l'affaire Pelletier, il va d'abord sans dire que lui seul, au civil, « aurait le droit de poursuivre; mais, au fond, réussirait-il? J'en doute « beaucoup, et voici pourquoi :

« Son cheval a été par vous visité pour un ozène. Soit; mais, dans l'in- « tervalle de temps qui s'est écoulé depuis votre dernier examen jusqu'au « jour où il a été conduit chez Besseteaux, n'a-t-il pas pu contracter la « maladie contagieuse de la morve? Cela est peu probable, peu vraisem- « blable; mais toutefois *cela n'est pas impossible.*

« Or, Besseteaux, s'il avoue avoir reçu le cheval de Pelletier, déclarera : « 1° qu'il a refusé de le traiter; 2° qu'il a dû le faire abattre comme étant « atteint de la morve; 3° que, quant au marché intervenu, il a été dé- « battu, et qu'il n'a pas voulu payer plus de 4 fr. 60 c., ce que pouvait « accepter ou refuser Pelletier.

« Que répondre à cela?

« Qui prouvera qu'*au moment même* où le cheval a été présenté il n'a- « vait pas la morve?

« Pourquoi, dira-t-on à Pelletier, vous êtes-vous adressé à un empi- « rique? Il fallait vous en tenir à l'homme capable de votre localité?

« Je pense donc, mon cher maître, qu'il n'y a rien à faire : on s'y prend « trop tard. Il faudrait pouvoir agir *instanti* et prendre le charlatan en « flagrant délit.

« Adieu, mon brave et généreux champion. Je regrette bien de ne pas « pouvoir seconder votre zèle dans le cas particulier, mais, je vous le ré- « pète, il ne faut pas seulement vouloir : il faut pouvoir.

« DEVAUREIX. »

Quoi qu'il en soit, j'ajouterai qu'en supposant même le cheval morveux, ce que je conteste de toutes mes forces, M. Besseteaux n'avait pas qualité pour le faire sacrifier ou le détourner, d'après la loi, qui veut que la société se mette à l'abri de toutes les éventualités capables de lui porter un préjudice quelconque.

Nous nous écarterions trop du but spécial de ce travail, déjà bien étendu, si nous entrions dans tous les détails que peut soulever la morve, envisagée au point de vue sanitaire : nous nous bornerons donc à rappeler que les lois applicables à cette maladie sont les art. 459, 460 et 461 du

Code pénal, et l'arrêt du 16 juillet 1784, et qu'il est à regretter que l'autorité n'ait pas été mise en demeure d'en faire l'application.

Laisser des faits de cette nature impunis n'est pas moins funeste à la société qu'aux intérêts de l'art vétérinaire. N'est-il pas évident que la tolérance, à l'ombre de laquelle ils peuvent être commis, constitue, au fond, un danger permanent? Sait-on où elle pourrait conduire? Est-ce pour arriver à ces résultats que le brevet nous est délivré sous la foi de l'État qui s'occupe de notre instruction?

Quel est l'élève des écoles vétérinaires, fondées et entretenues à grands frais par le gouvernement, qui briguerait la faveur du titre de *vétérinaire*, s'il devait s'exposer à avoir toujours pour concurrents ces hommes d'autant plus redoutables qu'ils ne reculent devant aucun moyen pour capter la confiance de ceux qui se laissent si souvent fasciner par une croyance pour ainsi dire superstitieuse? Ne lit-on pas dans le *Journal de Chartres* du 28 septembre 1854 cette singulière profession de foi que l'on ne peut pas dire *dépouillée d'artifice*, car son auteur a l'habileté de se faire un mérite de sa propre ignorance : « Notre méthode curative (*sui generis*) n'a rien de com- « mun avec l'enseignement des écoles vétérinaires, dont nous n'avons jamais « *ni suivi les cours, ni admis, ni pratiqué les doctrines.* Notre établissement, « fondé depuis plus d'un siècle, ne relève que de lui-même; les chefs trans- « mettent à leurs successeurs leurs connaissances » (ce que la foule ignorante appelle un *secret*). Il est vrai que l'auteur de ce prospectus a été condamné par un jugement du tribunal civil de Châteaudun, rendu le 7 mars 1856, sur les instances de la Société de médecine vétérinaire, non pour avoir pris nettement le titre de *vétérinaire*, mais seulement cherché à faire croire qu'il en avait les connaissances, en reproduisant en tête de ses affiches la qualification de *thérapeutique vétérinaire d'Orgères*; mais il a substitué à ces derniers mots ceux de *thérapeutique hippiatrique*, et il continue son commerce.

Nous aurions encore beaucoup à dire sur ce sujet : on ne tarit pas lorsqu'on peut être témoin de semblables énormités dans un seul canton. Que doit-il en résulter lorsque la plupart n'arrivent à notre connaissance qu'accidentellement? Combien de méfaits semblables peuvent être commis et rester inconnus! Un pareil état de choses mérite donc incontestablement de fixer l'attention, comme portant un préjudice réel à la fortune publique; car de chaque fait découle une conséquence : la conséquence actuelle, c'est l'abrutissement des masses; c'est le plus grand obstacle à tout progrès et à l'hygiène publique, en entravant la propagation des principes hygiéniques consacrés par la science et la pratique; c'est l'atteinte la plus grave à cette belle richesse du pays qui s'appelle les *animaux domestiques*, dont le perfectionnement, la multiplication, la conservation reviennent aux vétérinaires qui ont pour mission de continuer la voie ouverte par leurs ancêtres, par des naturalistes illustres, par des agronomes distingués, qui peuvent être revendiqués par eux comme des maîtres dont ils ont à continuer l'œuvre. La conséquence future, c'est la décadence de l'art vétérinaire tout entier, en mettant celui qui l'exerce dans la nécessité de maudire une profession dans laquelle il ne voit que déception; et, s'il ne va chercher dans une autre carrière le moyen de vivre honorablement pour lui et sa famille, il subit la conséquence fatale de la position qui lui est faite, en abandonnant les principes qu'il avait puisés dans la science; et, si l'on vient à lui en demander raison, il s'en excuse tant bien que mal en demandant aux gens sensés l'absolution de ses torts qu'il considère comme une sorte de nécessité sociale, et cela grâce à la tolérance dont jouit l'empirisme. Je me suis longuement étendu sur les faits dont je suis journellement témoin; que ceux qui ne trouveraient pas dans ce que je viens de rapporter le moyen d'apprécier la *nature des services* que peut rendre l'empirisme s'adressent à un savant bien placé pour le faire connaître; à ce savant qui a droit à la reconnaissance et à l'admiration de tous, à M. Lescarbault, docteur-médecin à Orgères, qui sait par lui-même qu'on peut de la meilleure foi du monde être traduit devant les tribunaux pour des faits dont la loyauté n'est pas une atténuation et pour l'appréciation desquels nous avons été obligé à beaucoup de circonspection.

Enfin, si bref que nous ayons été à cause de la loi, nous croyons pourtant en avoir dit assez pour démontrer la nécessité d'une répression légale dans l'intérêt de l'hygiène publique, objet sur lequel nous allons terminer ce chapitre en appelant l'attention sur la délibération suivante :

SOCIÉTÉ DE MÉDECINE DE L'ARRONDISSEMENT DE CHATEAUDUN.

Extrait du procès-verbal de sa séance du 3 juin 1846.

« M. le président expose qu'il a reçu des plaintes relatives à la pratique du sieur Besseteaux, qui fait de la médecine vétérinaire à Orgères. Cet empirique, qui prétend guérir la morve aiguë, se sert sans précaution aucune, pour son usage, de chevaux morveux. Aussi de nombreux faits de contagion ont-ils lieu, non-seulement chez le cheval, mais aussi chez l'homme. La Société décide qu'une lettre sera adressée à M. le sous-préfet pour l'informer de ces faits; elle charge son bureau de cette tâche.

« Voici la lettre :

A Monsieur le sous-préfet de l'arrondissement de Châteaudun.

« Monsieur le sous-préfet,

« Des faits de nature à compromettre gravement l'hygiène publique sont

« arrivés à la connaissance de la Société de médecine de l'arrondissement « de Châteaudun; elle s'en est vivement émue, et elle croit de son devoir « de mettre sous vos yeux les renseignements qui lui sont parvenus.

« Quatre individus du canton d'Orgères paraissent avoir été successive- « ment atteints de morve communiquée. Tous quatre ont été domestiques « du sieur Besseteaux; tous quatre couchaient dans une écurie où il y « avait constamment des chevaux morveux.

« Voici leurs noms :

« 1° Besnard fils, d'Ormoy, commune de Courbehaye, âgé de vingt ans « (mort);

« 2° Isambert, de Villepereux;

« 3° Moreau fils, de Villepereux;

« 4° Morize, charretier à Gaubert, commune de Guillonville.

« Vous n'ignorez pas, Monsieur le sous-préfet, que l'établissement que « dirige le sieur Besseteaux est situé à Orgères, sur une route très-fré- « quentée par le roulage, surtout depuis l'établissement du chemin de fer « d'Orléans (1). La maison de Besseteaux est spécialement affectée au trai- « tement de la morve, que cet empirique prétend guérir. Aussi, pour « mieux faire croire à l'efficacité de sa médication, a-t-il pour habitude de « ne se servir que de chevaux morveux. Tous les chevaux qu'on lui amène « sont placés dans ses écuries sans précaution aucune, ni pour les animaux « qui les avoisinent, ni pour les personnes qui leur donnent des soins. « Cette pratique imprudente a dû amener les plus fâcheux résultats, et, « sans parler des nombreux cas de contagion qui ont dû avoir lieu chez le « cheval, nous vous ferons observer que c'est sous son influence que les « quatre individus que nous avons nommés semblent avoir contracté la « maladie dont ils ont été successivement atteints.

« Il suffit, Monsieur le sous-préfet, de vous signaler ces faits pour éveil- « ler toute votre sollicitude.

« Nous ne nous occuperons pas de savoir si M. Besseteaux, qui n'a ja- « mais fait aucune étude de médecine, qui par conséquent n'est pas di- « plômé, a le droit de traiter les chevaux : c'est une question qui a été « controversée; mais il n'en est pas moins constant qu'il ne peut se sous- « traire aux lois et décrets qui régissent la police sanitaire des animaux « domestiques, et qui atteignent le vétérinaire breveté lui-même.

« Nous vous prions donc de faire que M. Besseteaux rentre dans le droit « commun, et qu'à l'avenir il lui soit interdit de traiter aucune maladie « contagieuse.

(1) A cette époque, le chemin de l'Ouest ne fonctionnait pas.

« La Société de médecine de Châteaudun, Monsieur le sous-préfet, vous « en témoigne d'avance toute sa gratitude.

« *Les président et membres du bureau de la Société,*

« *Signé :* MEUNIER, docteur médecin; ANTHOINE, docteur « médecin; RAIMBERT, docteur médecin; MOISANT, « vétérinaire; LEMAY, pharmacien. »

X.

De tous les départements de la France, il en est peu où le charlatanisme soit plus répandu et obtienne plus de faveur que dans Eure-et-Loir. Il suffit, pour s'en convaincre, de rapporter ce qui vient de se passer à propos d'un déplorable accident causé par un chien enragé, le 7 janvier 1860, à Authon et dans les environs. Un journal, après avoir donné un bulletin des plus sinistres sur l'état de santé des malheureuses victimes, est venu se faire l'écho de bruits aussi dangereux qu'absurdes, en disant : « Il y a qua- « rante ans, trois personnes d'Authon furent mordues par un chien hydro- « phobe. Deux d'entre elles s'adressèrent à un homme possédant un secret « transmis de génération en génération, et qui guérissait infailliblement « de la rage. Ces deux personnes guérirent et survécurent. La troisième, « qui s'était, au contraire, mise entre les mains des médecins, succomba « peu de temps après à la terrible maladie. »

Voilà ce qui est dit dans un journal publié et écrit au XIXe siècle. En vérité, lorsque, tous les jours, on entend parler du besoin, de la nécessité de faire pénétrer l'instruction chez le peuple; lorsque, tous les jours, on entend dire et répéter, avec beaucoup de raison, que l'ignorance est et sera longtemps un des plus grands obstacles à l'entier et pacifique développement de tout progrès, il est difficile d'expliquer comment un journal puisse venir, sans respect pour la vérité, attaquer la science en faveur d'un préjugé compromettant pour la sécurité publique, et dont la superstition est le principal auxiliaire. Quand on est témoin d'aussi déplorables erreurs commises par des hommes qui se sont donné pour mission d'éclairer l'esprit public, on ne saurait trop applaudir à la circulaire adressée à MM. les préfets, en décembre dernier, par M. le ministre de l'agriculture, qui, dans sa volonté ferme et sincère de lutter contre l'esprit de routine et dans le but de faire connaître les mesures à prendre contre une maladie dont le nom seul inspire l'horreur, prescrit une répression sévère contre l'intervention des personnes étrangères à l'état de guérir, dans une circonstance où il s'agit non pas de l'intérêt de quelques individus, mais bien de la vie des personnes. Mais je m'arrête et reviens à la prétendue infaillibilité des remèdes secrets.

Il n'est pas un habitant de notre département qui n'ait entendu citer bien haut les cures merveilleuses obtenues par l'eau du puits de Saint-Denis, canton de La Loupe, où un grand nombre de personnes, aussitôt que le bruit se répand qu'il y a un chien enragé, conduisent les animaux (lors même qu'ils n'ont pas été mordus), sous prétexte de les préserver de cette cruelle maladie. Tout le monde connaît aussi le crédit de deux personnes qui sont supposées posséder un secret de famille à l'aide duquel elles guérissent infailliblement la rage. Eh bien! pour démontrer dans quelle fausse sécurité se trouvent ceux qui s'adressent à ces hommes, dont l'un demeure à Sainte James, près Dreux, l'autre à Pont, près Chartres, nous allons rapporter les faits suivants :

Premier fait. — Le 5 novembre 1840, je fus appelé par M. Massot, cultivateur et meunier à Landelles, pour donner mes soins à une vache qui, à mon approche, secoua la tête comme pour se débarrasser d'un corps étranger arrêté dans sa gorge. Croyant à la présence de ce corps étranger dans l'arrière-bouche, j'y introduisis la main sans rien trouver qu'une salive abondante, écumeuse.

Le lendemain matin, cinq heures après ma première visite, on vint me chercher de nouveau, en me disant que, depuis une heure, la malade faisait entendre des mugissements effrayants; c'est alors que le propriétaire me donna les renseignements suivants :

Le 25 septembre dernier, un chien, que l'on poursuivait comme enragé, entra dans la ferme et mordit un des chiens, qui fut conduit aussitôt chez cet individu de Pont pour recevoir le remède sauveur. Dix jours après, le 5 octobre, au moment où les vaches se trouvaient à paître dans un pâturage communal, le chien quitta la personne chargée de la surveillance des vaches, en mordant celles qui se trouvaient sur son passage, sans qu'il fût possible de reconnaître lesquelles avaient été atteintes. En cet état et malgré l'insuccès du remède de l'empirique sur le chien, on eut encore recours à lui pour la vache; et, armé de cette audace que donne l'ignorance, notre charlatan s'excusa de son insuccès en l'attribuant à l'indocilité de l'animal, qui s'était refusé à prendre tout le remède. On fit donc usage, pour la seconde fois, de son préservatif, non-seulement sur les vaches de M. Massot, mais encore sur toutes celles des environs, qui, au dire de notre homme qui prenait 4 francs par vache, étaient toutes sous le coup de la maladie, bien que n'ayant pas été mordues. Trente jours après avoir pris ce breuvage, la première vache mourut de la rage, et une seconde en fut prise deux semaines après. Inutile de dire que toutes les autres vaches en furent préservées, parce qu'elles n'avaient pas été mordues ou infectées.

Deuxième fait. — Le 15 août 1851, un petit chien enragé traverse la ferme exploitée par le sieur Desvaux, cultivateur aux Friches, commune de Digny, et se jette en passant sur le chien chargé de la garde des vaches. Le lendemain, le chien est conduit à Saint-Denis-les-Puits, où on l'asperge avec de l'eau d'un puits dans lequel on plonge le pain qui doit servir à sa nourriture dans la neuvaine qui suit l'aspersion. L'homme chargé de l'opération reçoit de 10 centimes à 1 franc pour rémunération de sa peine.

Le jeudi 11 septembre, dix-huit jours après la neuvaine expirée, ce chien fut pris tout à coup d'un accès de rage et s'enfuit après avoir mordu une des vaches du sieur Desvaux et une autre qui pâturait dans le même lieu, appartenant à un nommé Hervé, voisin des Friches. Le premier accès passé, le chien rentra à la ferme sans qu'il fût pris envers lui aucune mesure de sûreté, et le lendemain 12, au moment où il gardait les vaches au pâturage, il fut pris d'un second accès et s'enfuit comme la première fois, après avoir mordu plusieurs vaches et un cheval conduit par un enfant qui, lui, heureusement, en fut quitte pour la peur.

L'eau du puits de Saint-Denis-les-Puits n'ayant pas préservé le chien, qui fut tué d'un coup de fusil, toutes les vaches furent soumises à l'empirique de Sainte-James, qui, dit-on, possède, comme son digne confrère de Pont, un remède secret pour prévenir et guérir la rage.

Eh bien! sur cinq vaches que possédait Desvaux, et malgré le fameux secret, la première mordue fut sacrifiée après avoir présenté tous les symptômes de la rage; une deuxième éprouva le même sort le mardi 14 octobre, et une troisième fut prise le 28 et sans être sacrifiée mourut de la rage quatre jours après. La vache d'Hervé avait succombé deux jours avant la première victime de l'étable de Desvaux. Enfin, le cheval qui avait été mordu succomba le 5 décembre, après six jours de maladie.

Il me semble en avoir dit assez pour donner au moins à réfléchir à ceux qui préconisent les recettes infaillibles contre la rage, question sur la gravité de laquelle nous nous bornerons à dire, pour faire apprécier le degré de confiance que l'on doit accorder aux empiriques possesseurs de ces secrets:

1° Qu'il résulte d'un savant rapport présenté à l'Académie de médecine, dans sa séance du 13 janvier 1852, par M. Renault, directeur de l'École impériale vétérinaire d'Alfort, que, à prendre les choses au pire, les deux tiers au moins des individus mordus accidentellement par des chiens enragés, ou supposés enragés, échappent à la rage même sans aucun traitement;

2° Que la source de ces prétendues guérisons, dont on fait tant de bruit, vient de ce que, chez l'homme, on a pris pour la rage ce qui n'était que le résultat d'une affection morale;

3° Que dans les faits de rage observés sur les animaux, si l'infaillibilité de l'eau du puits de Saint-Denis-les-Puits et des secrets de famille est en défaut, c'est, il ne faut jamais l'oublier, parce que rien ne peut échapper au virus rabique lorsqu'il est absorbé ou passé dans l'économie animale, et c'est en présence de ces vérités scientifiques et pratiques qu'il est bon de rappeler ce passage de la circulaire dont nous avons parlé :

« L'honorable rapporteur, dit M. le ministre, déclare avec une profonde conviction qu'il faut se hâter de recourir sans aucun délai à la cautérisation, et ne pas donner un temps précieux *aux promesses mensongères du grossier empirisme;* que le seul refuge contre ce mal redoutable est la cautérisation immédiate avec le fer rouge, et que tout autre moyen compromet le succès par la perte irréparable des seuls moments où le traitement préventif soit applicable. *L'administration,* ajoute M. le ministre, *ne saurait donc réprimer avec trop de vigueur l'intervention des personnes étrangères à l'art médical* en semblables circonstances. »

XI.

Tout le monde sait quelles précautions minutieuses, quelles interdictions même le gouvernement, dans sa sollicitude pour la santé et la sécurité publiques, a apportées à la vente des substances vénéneuses, précautions et interdictions telles, qu'il paraît impossible à toute main criminelle de se procurer des substances dangereuses et d'en faire usage.

Et pourtant, singulière inconséquence et étrange oubli de nos intérêts les plus chers ! on exige, sur ce point, des conditions sévères pour obtenir le diplôme de vétérinaire, on soumet les pharmaciens à des prescriptions les plus sévères; et, d'un autre côté, on laisse entre les mains du premier venu les poisons les plus violents, les plus meurtriers, les plus faciles à employer, les plus difficiles à combattre, et qui, indépendamment de leur action meurtrière, sont une menace incessante d'incendie et de mort.

Depuis longtemps j'ai fixé mon attention sur les graves inconvénients qu'entraîne après elle la facilité dangereuse qu'ont les empiriques, dont le plus grand nombre ne savent ni lire ni écrire, de se procurer toute substance dangereuse pour combattre certaines maladies des animaux domestiques. Aussi dirais-je encore, pour la loi que nous sollicitons : N'aurait-elle pour effet que de porter remède à l'impuissance des lois et règlements actuellement existants sur la police de la pharmacie, que cette raison seule devrait suffire pour proclamer son utilité comme mesure de sécurité publique. Laissons encore aux faits le soin de dire les dangers d'un pareil état de choses.

Premier fait. — Un cultivateur de la commune de Billaucelles avait son troupeau atteint de gale; il se procura sans contrôle et je ne sais comment de l'arsenic pour le traiter par les bains. L'opération terminée et ignorant sans doute les dangers d'une semblable solution, il la laissa à la disposition de tous et dans l'intérieur de la ferme. Soudain une vache, deux vaches et une troisième s'en abreuvent et meurent presque subitement dans les plus atroces douleurs. Alors de se demander quelle est la cause d'un tel accident? L'ignorance, toujours la première sur la brèche, mit ces pertes sur le compte du sang de rate. A la troisième victime de cette négligence on se décida enfin à m'appeler, et l'empoisonnement par le bain arsenical fut reconnu à l'autopsie. Combien de fermes en Europe ont été et sont encore de nos jours exposées à de semblables accidents!

Il est nécessaire, d'après l'art. 32 de la loi du 21 germinal an XI, d'être muni d'une ordonnance doctorale pour se procurer chez le pharmacien tel ou tel remède nécessaire à la guérison des maladies de l'espèce humaine; la loi sur l'exercice vétérinaire n'aurait elle d'autre effet que d'imposer comme condition de la vente d'un poison la signature d'un vétérinaire, que ce serait déjà là un résultat considérable. Dans l'état actuel des choses, il suffit de déclarer que le poison qu'on demande est destiné à un animal pour que le droguiste ou le pharmacien les délivre sans autre formalité que celle du payement avec inscription sur le registre de l'officine? Qu'en résulte-t-il? Des empoisonnements arrivent et les faits restent inconnus.

Deuxième fait. — Au mois d'août 1858, Messant, empirique à Beaumont-les-Autels, est appelé chez M. Baussent, cultivateur, pour une jument et son poulain âgé de cinq mois. De retour chez lui, il envoya pour ces deux animaux des médicaments par son compagnon. Il est bon de dire ici que ces sortes de gens ont parfois chez eux des jeunes gens qui les payent pour apprendre, quoi?... à aller mendier de ferme en ferme, sous prétexte d'aller voir s'il y a des malades, afin de trouver à prendre un repas çà et là, pour, après quelques mois d'apprentissage, s'installer comme guérisseurs des animaux. Quant au compagnon de Messant, celui-là n'est plus apprenti, car, six mois avant, il l'avait remplacé pendant son séjour dans les prisons de Nogent. Mais revenons au médicament de Messant. Il fut administré dans du miel au poulain et à sa mère, et ces deux animaux succombèrent quarante-huit heures après.

L'autopsie et l'analyse chimique démontrèrent que ces deux victimes avaient été empoisonnées par l'acide arsénieux, et Messant fut condamné à payer 1,000 francs de dommages-intérêts envers M. Baussent et aux frais du procès intenté contre lui.

Troisième fait. — En novembre 1849, un marchand de vaches du Rouvray, commune de Favières, perdit successivement trois vaches. La promptitude avec laquelle ces animaux succombèrent fit accuser le sang de rate. Appelé pour la quatrième, qui venait de mourir, l'autopsie me fit reconnaître, après examen, un empoisonnement par l'arsenic. Par suite de mes conseils, on ne donna pas une seule botte de fourrage sans l'examiner, et l'on trouva dans la huitième botte une pomme remplie d'une pâte arsenicale. Toutes les recherches faites pour découvrir l'auteur d'une action aussi criminelle furent sans résultat. « Il y a, dit M. de Cormenin, un crime qui « se cache dans l'ombre, qui rampe au foyer de la famille, qui épouvante « la société, qui défie par les artifices de son emploi et par la subtilité de « ses effets les appareils et les analyses de la science, qui intimide par ses « doutes la conscience des jurés, et qui se multiplie d'année en année avec « une progression effrayante. Ce crime, c'est l'empoisonnement; cet em- « poisonnement, c'est l'arsenic. »

XII.

Nous pensons en avoir dit assez pour faire justice des faux raisonnements qui ont jusqu'ici prévalu pour faire repousser une mesure équitable, morale, utile, facile à appliquer et impérieusement réclamée dans l'intérêt général. S'il est reconnu qu'il est plus facile de prévenir une maladie par de simples soins hygiéniques que de la guérir, est-ce que l'absence d'une loi dans laquelle on trouve économie, progrès, sécurité, permet de faire profiter l'agriculture de cette vérité?

Mais, objecte-t-on encore, un intérêt public domine ici la question : c'est le droit de propriété, c'est l'impossibilité, en pareille matière, d'arriver à faire pénétrer dans l'esprit du plus grand nombre l'utilité, les avantages de cette loi! Craintes chimériques, car, en se reportant au texte et à l'esprit de l'art. 544 du Code civil pour une loi qui existe déjà dans plusieurs États de l'Europe, comme en Espagne, en Belgique, etc., pourquoi invoquer le droit de propriété, lorsqu'il n'est pas plus en cause que le principe de la liberté, qui n'a rien à craindre ici?

En quoi, s'il vous plaît, diffère la loi que nous réclamons de celle qui régit les droits et obligations de l'administration forestière, les restrictions apportées à la culture du tabac, l'exercice du droit de planter et bâtir, les moyens de protection et de défense contre le fléau des maladies épizootiques, voire même la loi du 2 juillet 1850, qui qualifie *délit*, ou au moins *contravention*, les mauvais traitements exercés sur les animaux?

D'ailleurs, les lois, ordonnances et règlements qui régissent toutes ces matières; l'avis que publie chaque année l'administration : « Nul ne pourra « prétendre à des indemnités pour pertes de bestiaux morts de maladies « épizootiques, s'il ne justifie qu'un vétérinaire a été appelé pour les trai- « ter » ; la circulaire ministérielle de M. Rouher du 30 décembre, dont nous avons parlé, pour les cas de rage : ne sont-ils pas des consécrations partielles d'un droit reconnu, droit qui, une fois proclamé par une loi sur l'organisation de la vétérinaire, contribuera plus que tout autre à faire profiter l'agriculture de cette vérité bien reconnue : qu'il est plus facile de prévenir que de guérir.

Quant à l'impossibilité d'éclairer sur les avantages d'une loi pour la répression de l'empirisme, si toutes les raisons que nous venons de donner ne suffisaient pas, le ministère public n'a qu'à vouloir, et cette prétendue impossibilité disparaîtra : c'est de s'appuyer sur la loi pour faire, dans l'intérêt de tous, ce que le gouvernement impérial a fait naguère en Algérie, en chargeant le prestidigitateur Robert Houdin d'y accomplir une mission dans le but de détruire l'influence exercée par les marabouts sur les indigènes à l'aide de grossières pratiques.

La mission serait difficile, me direz-vous ; non, car s'il est toujours difficile de frapper juste et fort sur des imaginations grossières, sur des esprits prévenus, nous avons encore, dans le milieu où nous vivons, assez de gens sensés et honorables pour ne pas désespérer. Oui, que l'on fasse donc contre cet empirique, qui n'a pas son égal dans toute l'Europe, ce qui a été fait contre les marabouts d'Afrique, nous ne prêcherons plus dans le désert: nous verrons, au contraire, ceux qui ne demandent qu'à s'éclairer reconnaître la science acquise et pousser contre l'empirisme les clameurs qui se font entendre aujourd'hui contre les marabouts.

C'est alors, mais seulement alors, que tombera cet anathème lancé à l'agriculture française, sous le règne de l'ex-roi Louis-Philippe, par un ministre chargé des intérêts agricoles qui, pour répondre à la tribune à ceux qui le pressaient de s'occuper de la culture du sol, disait : « Que voulez-vous que je fasse? j'ai pour l'agriculture 300,000 fr., et l'on ne sait comment employer cette somme. » Ce qui, en d'autres termes, veut dire : Donnez aux cultivateurs un milliard pour améliorer l'agriculture, et ils ne sauront qu'en faire faute de connaissances nécessaires pour en faire un judicieux emploi.

Il ne nous en coûte pas de le dire avant de terminer : si, dans toutes les positions sociales, il est des personnes douées d'aptitudes naturelles, il s'en trouve aussi parmi les empiriques qui offrent assez de garantie pour ne pas être interdits; nous citerons particulièrement comme tels ceux qui ont puisé les premières notions dans nos écoles, qu'ils ont été obligés de quitter, soit par défaut de fortune, soit par accidents de famille, soit pour indiscipline et quelquefois aussi à la suite d'événements politiques. Aussi, malgré notre désir de voir réserver l'exercice de notre art exclusivement aux personnes pourvues d'un titre de capacité, nous pensons qu'une loi sur l'exercice vétérinaire doit, dans un de ses articles, faire une réserve pour ceux des plus capables, qui auraient permission de pratiquer.

J'ai soulevé plusieurs questions que j'ai esquissées à grands traits, surtout celles qui se rattachent à la pratique vétérinaire dans ses rapports avec l'économie rurale, et pour lesquelles j'ai cru devoir entrer dans quelques développements qui, à défaut d'autre mérite, ont au moins celui de l'opportunité et de l'utilité.

Ici finit pour moi ce que j'avais à dire pour démontrer la nécessité d'une répression légale contre le charlatanisme, dans l'intérêt de l'agriculture, de l'hygiène et de la sécurité publique. Quand je pense aux obstacles qui se sont opposés jusqu'à ce jour à son application, je sens ma confiance chanceler; quand, au contraire, je réfléchis aux immenses bienfaits qui résulteraient de son adoption, je suis sûr de sa réussite. En effet, c'est dans cette mesure législative, impérieusement réclamée, que se trouve le principal moyen de vaincre sans peine les résistances que l'esprit de routine ou de fausses doctrines apportent toujours aux améliorations agricoles que les vétérinaires ont mission de propager, et qui toutes se rattachent d'une manière directe aux intentions généreuses du programme impérial du 5 janvier. Il ne faut donc pas désespérer. Qui a la foi doit avoir la persévérance. Un de nos honorables collègues (M. Leblanc) disait un jour : « Usons du droit de pétition; interpellons les Sociétés agricoles et vétéri- « naires; agitons, en un mot, car la question qui s'agite est une question « de vie ou de mort pour notre profession, qui est dans ses plus mauvais « jours. » Eh bien! en présence de la lettre de l'Empereur au conseil d'État, et au moment où la Société impériale et centrale fait des démarches auprès de S. Exc. M. le ministre de l'agriculture, il y a urgence à faire aujourd'hui un appel à tous nos confrères pour user du droit de pétition consacré par la Constitution, lequel, suivant l'expression d'un avocat célèbre (M. Odilon Barrot), est le droit de l'invocation, de la prière, comme il est aussi celui d'avertir, d'éclairer, de signaler le mal à réparer, le bien à réaliser.

C'est pénétré de cette vérité que « *l'union fait la force, et la force le triomphe* », que les membres de la Société de médecine vétérinaire d'Eure-et-Loir, dont j'ai l'honneur d'être le président, ont nommé une commission pour rédiger la pétition et le projet de loi que je vais présenter comme résumé et conclusion de mon travail.

PÉTITION AU SÉNAT.

« Monsieur le Président, Messieurs les Sénateurs,

« Les vétérinaires du département d'Eure-et-Loir viennent avec confiance « solliciter votre puissante initiative dans le but d'obtenir une loi pour ré- « glementer en France l'exercice de leur profession.

« La nécessité de cette loi est reconnue depuis longtemps déjà, et le prin- « cipe en a été consacré à différentes époques.

« En 1813, Napoléon Ier, frappé des grands dangers du charlatanisme en « vétérinaire, avait cherché à les amoindrir par un décret du 15 janvier, « qui n'a pas produit les effets bienfaisants qu'on pouvait en espérer, parce « qu'il a été entièrement faussé dans son application.

« En 1848, M. Bethmont, ministre alors, avait nommé une commission « chargée de lui indiquer les mesures qu'il avait à prendre dans l'intérêt « de cette loi; mais son trop court passage aux affaires ne lui permit pas « d'achever la tâche qu'il s'était créée.

« De nos jours, les divers ministres qui se succèdent à l'agriculture cher- « chent, par des circulaires adressées à MM. les préfets, telles que celle du « 7 avril 1841 et tout récemment celle de M. Rouher (30 décembre 1859), « à prémunir les habitants des campagnes contre l'ignorance et la mauvaise « foi des charlatans, en leur indiquant les vétérinaires qui ont de véritables « droits à leur confiance et en recommandant aux préfets de réprimer avec « vigueur l'intervention de personnes étrangères à l'art médical pour les « maladies contagieuses, telles que la rage.

« Les Chambres législatives, les conseils généraux, les chambres d'agri- « culture émettent souvent des vœux favorables à la loi que nous sollicitons.

« Enfin, une jurisprudence, consacrée par un arrêt du 4 août 1851 de la « Cour de cassation, est venue garantir aux vétérinaires brevetés dans les « établissements de l'État la possession exclusive de leur titre.

« Malgré ces mesures, malgré ce bon vouloir, malgré ces vœux, l'exer- « cice de la profession vétérinaire reste toujours libre; les campagnes sont « de plus en plus inondées de charlatans, et les vétérinaires ne peuvent « rendre à leur pays les services qu'on est en droit d'attendre d'eux, parce « que partout l'empirisme, exploitant la crédulité du paysan, entrave leur « action et les empêche de faire l'application des connaissances spéciales « qu'ils ont puisées dans les écoles du gouvernement.

« Là, Messieurs, est assurément la source de l'un des plus grands obstacles « aux progrès de la science et de l'agriculture, obstacle qui exerce sur le « développement de chacune d'elles une préjudiciable influence.

« Nous pensons que cet état de choses a trop longtemps duré et qu'il doit « cesser désormais non-seulement dans l'intérêt de la profession dont nous « sommes les obscurs représentants, mais encore et surtout dans l'intérêt « des classes agricoles, qui sont l'objet des constantes préoccupations du gou- « vernement actuel.

« L'audace du charlatanisme, ses abus et ses dangers pour l'hygiène et la « salubrité publique, les erreurs et les préjugés qu'il entretient à son profit, « le tort qu'il cause à l'agriculture et, par conséquent, à la richesse natio- « nale tout entière, sont trop connus de vous pour qu'il soit besoin de les « rappeler ici. Qu'il nous suffise de vous signaler, Messieurs, combien il est « pénible pour des hommes qui ont souvent dépensé tout l'avoir de leur « famille et sacrifié les plus belles années de leur vie afin d'obtenir un di- « plôme, de se voir tous les jours confondus avec des gens, pour la plupart « ignares et grossiers, d'une inconduite qui n'a d'égale que leur immoralité.

« Cette confusion, si nuisible à notre propre considération, a lieu non- « seulement dans le public, mais encore dans les bureaux de l'un des plus « hauts dignitaires de l'Empire. On peut s'en convaincre en lisant le compte « général de l'adminisiration de la justice criminelle en France (année « 1853), où, dans le tableau indiquant comment se distribuent les accusés « relativement à la nature des crimes, l'âge, la profession et le degré d'in- « struction, on trouve au mot *Artistes*, appellation impropre dont on se sert « pour désigner les vétérinaires, le nombre de cinquante-deux condamnés « à des peines afflictives et infamantes.

« Eh bien! Messieurs, dans ces cinquante-deux coupables, il n'y a pas un « seul vétérinaire; tous appartiennent à cette classe dangereuse d'empiriques « qui, une patente à la main et en présence du silence de la loi, se sont pré- « sentés à la justice avec un titre usurpé, bien que, nous le répétons, la « Cour de cassation ait rendu un arrêt qui implique pour eux l'interdiction « de le prendre.

« Plusieurs États de l'Europe sont déjà, croyons-nous, mais la Belgique « tout au moins assurément, en possession d'une loi semblable; et là elle « a cette singulière conséquence que, tandis que, sous sa protection, non- « seulement les empiriques, mais encore les vétérinaires français établis « près de la frontière, ne peuvent aller exercer en Belgique, les vétérinaires « belges, à la faveur de notre régime de liberté, sont entièrement maîtres « de venir en France faire aux vétérinaires français une concurrence à l'abri « de toute crainte de réciprocité.

« Cette confusion dont nous venons de parler, et sur laquelle nous in- « sistons à dessein, que l'absence de toute loi laisse faire entre nous et les « empiriques, ne porte pas seulement préjudice à notre considération; elle « ne se borne pas à nous arrêter dans les services de toute sorte que nous

« pourrions rendre autour de nous; elle a, en outre, pour résultat infail-
« lible de conduire à l'abaissement du niveau de la science et des connais-
« sances vétérinaires; car, en détournant les jeunes gens pourvus d'une
« bonne instruction première d'embrasser cette carrière, parce que celle-ci,
« en même temps qu'elle ne leur offre en perspective qu'une existence des
« plus modestes, ne leur assure même pas la considération sociale, tout aussi
« précieuse au moins que la fortune, elle tend à ce que les écoles du gou-
« vernement finissent par ne plus se recruter que d'élèves sans éducation
« première ni intelligence suffisante pour comprendre et s'assimiler l'en-
« seignement scientifique qui y est donné en chimie, physique, pharma-
« cie, botanique, physiologie, histoire naturelle, etc., etc., toutes sciences
« ne pouvant être étudiées avec fruit sans une certaine somme d'instruction
« classique préalable, exigées pour l'accès à toutes les professions libérales
« et avec lesquelles il faut aussi prouver que l'on est familier pour obtenir
« le diplôme de vétérinaire.

« Que l'on ait consacré toute latitude au traitement des animaux par toute
« personne que ce fût, alors que la médecine vétérinaire ne faisait que de
« naître, qu'elle ne s'était pas encore fait un corps de doctrine, qu'elle
« n'avait ni son enseignement propre, ni ses institutions publiques déter-
« minées, ni ses ouvrages spéciaux, ni ses hommes de mérite reconnu, enfin
« qu'elle n'avait pas donné la mesure et la démonstration de son utilité,
« cela se conçoit à la rigueur; mais maintenant il nous semble qu'elle a
« conquis sa place, que ses preuves sont largement faites et qu'il est temps
« de donner à ses adeptes la protection, l'appui et le rang auxquels ils ont
« droit dans la société, puisqu'ils s'en rendent dignes depuis longtemps.

« Nous obtiendrons ainsi du gouvernement de l'Empereur la justice que
« la haute bienveillance de Sa Majesté a déjà rendue à nos confrères de
« l'armée en les élevant à un grade en rapport avec leurs études.

« Nous osons dire que la médecine humaine n'a pris le développement
« et l'essor auxquels nous la voyons arrivée actuellement que d'après la loi
« qui en a réglementé l'exercice, et qu'une loi semblable pour la médecine
« vétérinaire est une conséquence inévitable aujourd'hui de l'existence et
« du maintien des écoles du gouvernement; qu'autrement la logique devrait
« conduire à leur suppression.

« Telles sont, Messieurs, les raisons pour lesquelles nous vous prions in-
« stamment de vouloir bien provoquer le plus promptement possible l'a-
« doption d'une loi de cette nature, en appelant votre attention sur le projet
« ci-joint.

« Il appartient au gouvernement impérial, qui, comme nous venons de le
« dire, a déjà tant fait pour nos confrères de l'armée, de compléter l'œuvre
« qu'il a commencée en nous dotant d'une loi non-seulement nécessaire

« à la science, à l'agriculture et à l'hygiène publique, mais encore comme « étant le moyen de vaincre sans peine les résistances que l'esprit de rou- « tine et de fausses doctrines apportent toujours aux améliorations agricoles « à réaliser d'après le programme tracé dans la lettre du 5 janvier dernier.

« Interprètes des vœux de la Société de médecine vétérinaire d'Eure-et- « Loir, permettez-nous, Messieurs, d'appeler sur cette loi votre haute pro- « tection.

« Dans cette attente, les soussignés ont l'honneur d'être,

« Monsieur le Président, Messieurs les Sénateurs,

« Vos très-humbles et très-obéissants serviteurs. »

PROJET DE LOI

SUR

L'EXERCICE DE LA MÉDECINE VÉTÉRINAIRE.

« Art. 1er. — Nul ne pourra prendre le titre de vétérinaire ou répandre « des annonces ou prospectus rédigés de manière à faire croire qu'il a cette « qualité, s'il n'est porteur d'un diplôme délivré par le jury d'examen d'une « école impériale vétérinaire de France.

« Art. 2. — Nul ne pourra exercer la médecine des animaux domestiques « s'il n'est pas vétérinaire.

« Néanmoins, pourront continuer de se livrer au traitement des animaux « domestiques : 1° ceux qui, avant la promulgation de la présente loi, au- « ront obtenu un certificat de maréchal-expert conformément au décret « impérial du 15 janvier 1813 ; 2° toutes les personnes faisant, depuis cinq « ans, leur profession de traiter les animaux domestiques, et dont les con- « naissances pratiques auront été constatées, au chef-lieu de leur arrondis- « sement, par un jury composé de trois membres nommés par le préfet.

« Les maréchaux-experts et les praticiens autorisés perdront leurs titre et « privilége, s'ils abandonnent l'arrondissement où se trouvait leur résidence « au moment de la promulgation de la présente loi.

« Art. 3. — Les vétérinaires seront exclusivement employés par les au- « torités judiciaires, administratives et militaires, les assurances agricoles « autorisées contre la mortalité des bestiaux, pour tous les actes relatifs à « la médecine des animaux domestiques.

« Le traitement des animaux atteints d'enzootie, d'épizootie ou de mala- « dies contagieuses, sera réservé pour les vétérinaires.

« Art. 4. — Les pharmaciens seront tenus de délivrer les médicaments « employés au traitement des animaux quand la demande en sera faite sur « ordonnance écrite et signée d'un vétérinaire, d'un maréchal-expert ou « d'un praticien autorisé.

« Il sera fait exception pour les substances qualifiées et reconnues véné- « neuses, lesquelles ne pourront être délivrées que sur ordonnance signée « d'un vétérinaire.

« Art. 5. —Les vétérinaires pourront conserver en dépôt les médicaments « nécessaires aux animaux malades, à la condition de ne pas tenir officine « ouverte et de ne vendre ces médicaments que pour le traitement parti- « culier des animaux confiés à leurs soins, et de se conformer aux lois spé- « ciales relatives aux substances vénéneuses.

« Art. 6. — Les vétérinaires qui auront obtenu leur diplôme dans une « école étrangère ne pourront exercer en France sans l'autorisation du mi- « nistre de l'agriculture.

« Art. 7. — Seront punis d'une amende de .. fr. à ... fr. ceux qui con- « treviendront aux dispositions précédentes.

« En cas de récidive, le maximum de la peine pourra être porté au « double, et le contrevenant pourra être condamné à un emprisonnement « en rapport avec le délit résultant de la contravention.

« Art. 8. — Il pourra y avoir, dans les arrondissements ou dans les can- « tons où le préfet le jugera utile, un vétérinaire qui sera obligé d'y résider « et qui recevra une indemnité de 600 fr. au moins prise sur le budget de « l'Etat.

« Ce vétérinaire sera nommé par le ministre sur la présentation du préfet; « il sera tenu de se conformer aux conditions imposées par arrêté pris par « délibération du conseil général du département.

« Art. 9. —Il sera créé, près du ministre de l'agriculture et du commerce, « un comité vétérinaire consultatif.

« Art. 10. — Sont abrogés les lois, décrets, règlements ou arrêtés sur « les matières réglées par la présente loi, et tout ce qui est contraire à ses « dispositions. »

TABLE DES MATIÈRES.

Pages.

Réfutation du livre *les Missionnaires du progrès agricole*, sur l'organisation de la vétérinaire.... 7
Des prétendus services rendus à bon marché par les empiriques.... 13
L'empirique Besseteaux a pour voisin M. le docteur Lescarbault.... 16
La répression appliquée à l'empirisme vétérinaire produira le même résultat que celle apportée par la loi du 10 mars 1804.... 17
De l'exercice de la médecine vétérinaire dans son rapport avec l'agriculture.... 19
Espérances des vétérinaires.... 20
Promesses faites par différents ministres ou leurs délégués.... 23
Inconvénients de la liberté laissée à tout le monde d'exercer la médecine vétérinaire.... 25
Paroles de M. Chasles à la Chambre des députés.... 26
Compte-rendu de l'administration de la justice criminelle en France en 1853.... 27
Chaque arbre porte son fruit.... 31
En quoi une loi sur l'organisation et l'exercice de la vétérinaire est nécessaire, utile et pratique.... 32
Des moyens employés par les charlatans pour éluder la jurisprudence consacrée par l'arrêt du 4 avril 1851.... 33
Devins ou leveurs de sorts.... 36
Faits relatifs aux maladies épizootiques, pour démontrer que l'empirisme est un des plus grands obstacles aux progrès de l'agriculture.... 37
Exemple de moralité assez commun chez les charlatans.... *ib.*
Des assurances agricoles contre la mortalité des bestiaux.... 38
Comment l'empirisme guérit la maladie contagieuse appelée *morve*.... 40
Des recettes ou remèdes infaillibles contre la rage.... 48
Circulaire de M. le ministre de l'agriculture à ce sujet.... 51
De la vente des substances vénéneuses réputées poisons.... *ib.*
Consécrations partielles du droit que les vétérinaires demandent à la loi qu'ils sollicitent.... 53
Moyen de faire pénétrer dans l'esprit des masses l'utilité et les avantages de cette loi.... 54
Résumé et conclusions.... 56
Pétition au sénat.... *ib.*
Projet de loi sur l'exercice de la médecine vétérinaire.... 59

PARIS. — Typographie de RENOU ET MAULDE, rue de Rivoli, n° 144.

www.ingramcontent.com/pod-product-compliance
Ingram Content Group UK Ltd.
Pitfield, Milton Keynes, MK11 3LW, UK
UKHW021005180726
13838UKWH00003B/1459